TRAUMATISME

ET

NÉVROPATHIE

PAR

LE DOCTEUR CH. BATAILLE
De la Faculté de médecine de Paris.

PARIS

ADRIEN DELAHAYE ET E. LECROSNIER, ÉDITEURS

PLACE DE L'ÉCOLE DE-MÉDECINE

1887

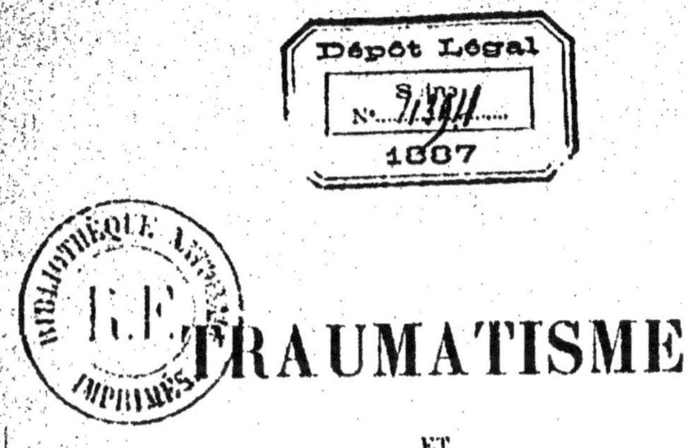

TRAUMATISME

ET

NÉVROPATHIE

TRAUMATISME

ET

NÉVROPATHIE

PAR

Le Docteur Ch. BATAILLE
De la Faculté de médecine de Paris.

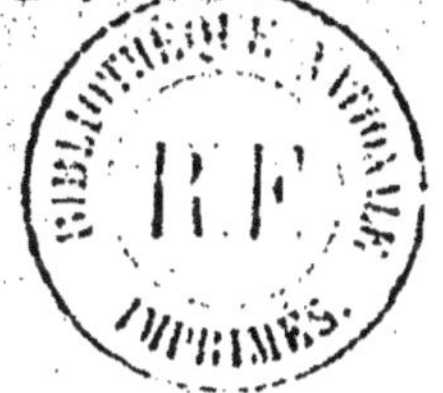

————————·×·————————

PARIS
ADRIEN DELAHAYE ET E. LECROSNIER, ÉDITEURS
PLACE DE L'ÉCOLE-DE-MÉDECINE

1887

TRAUMATISME ET NÉVROPATHIE

INTRODUCTION

Nous nous proposons dans ce travail d'exposer les rapports que peuvent avoir les maladies du système nerveux avec le traumatisme.

Nous aurons particulièrement en vue de chercher à déterminer le rôle du traumatisme dans la genèse de ces maladies.

Aujourd'hui l'on sait que la cause qui domine l'étiologie des maladies nerveuses est l'hérédité (1). L'enfant est atteint tantôt de la même affection que ses parents (hérédité similaire, homologue) tantôt d'une affection nerveuse différente (hérédité dissemblable, hétérologue).

Rappelons que ce sont des médecins de notre pays :

(1) Déjérine. De l'hérédité dans les maladies nerveuses. Th. d'agrég., 1886.

Morel (1), Lucas (2), Moreau (3) (de Tours) qui ont été les initiateurs dans cette voie en montrant, principalement pour les maladies mentales, qu'elles étaient réunies entre elles et aux grandes névroses par les liens de l'hérédité et de la dégénérescence. Ces auteurs ont établi que l'hérédité est la cause principale, unique, « la cause des causes », suivant l'expression de Trélat, des maladies mentales (*Annales méd. psch.* 1856).

Pour les autres affections du système nerveux, il y a lieu de penser que c'est encore l'hérédité qui est leur principal facteur étiologique. Les recherches les plus importantes qui aient été publiées depuis Morel sur cette question sont celles de M. Ch. Féré (4).

Elles établissent que toutes les névropathies (troubles psychiques, sensoriels, moteurs) constituent une seule famille unie par les lois de l'hérédité et souvent alliée aux dégénérescences et aux maladies de la nutrition.

Mais la prédisposition (5) aux névropathies peut prendre aussi son point de départ au moment de la conception (6), troublée par l'ivresse, ou une émotion

(1) Morel. Traité des dégénérescences, 1857.
(2) Lucas. Traité de philosophie et physiologie de l'hérédité naturelle, 1850.
(3) Moreau (de Tours). La psychologie morbide dans ses rapports avec la philosophie de l'histoire, ou de l'influence des névropathies sur le dynamisme intellectuel, 1859.
(4) Ch. Féré. Famille névropathique. In Arch. neurologie, 1881.
(5) Ch. Féré. Nerve troubles as foreshadowed in the child. (Brain, London, july 1885).
(6) Ch. Féré. Les enfants du siège, in Progrès médical, 1884, p. 245.

pendant la gestation dont le cours peut être troublé par des éventualités analogues, ou encore pendant la première enfance. On sait en effet que durant cette période le système nerveux est particulièrement susceptible d'être influencé par les conditions défectueuses de l'hygiène, entre autres le repos prolongé de la tête de l'enfant sur le côté droit, position qui peut déformer le crâne.

Certains signes dénotent la prédisposition névropathique. Ainsi Morel a, le premier, attiré l'attention sur la fréquence des malformations chez les aliénés. Suivant M. Ch. Féré, on rencontre souvent aussi ces malformations dans toutes les maladies du système nerveux. Les hystéro-épileptiques du sexe fort offrent souvent une constitution féminine, « le féminisme » ; inversement les femmes aliénées ont souvent un air masculin, « le masculisme ». L'infantilisme, que constitue le développement tardif de l'organisme, prédispose aussi bien aux affections nerveuses qu'à certains actes pathologiques siégeant particulièrement dans les organes qui ont le plus souffert de ce retard d'évolution (testicule, Le Double).

Les neurologistes ont constaté souvent chez les névropathes, qui sont, en somme, des dégénérés, d'autres indices organiques de la dégénérescence, à savoir les anomalies de développement du rachis, du crâne, de la face, de l'oreille (surdité congénitale), etc.

L'état névropathique attend quelquefois un certain temps après la naissance pour se révéler ; les éléments symptomatiques qu'il laisse et qui peuvent servir à le dépister peuvent être : le strabisme, le pied-bot, etc.

Certains désordres fonctionnels dénotent encore la névropathie. Dans l'enfance du névropathe on trouve des symptômes avant-coureurs, préludes de sa maladie, tels sont les convulsions de l'enfance, l'éclampsie qu'on se contente d'attribuer à la dentition, à une influence physique ou morale quelconque, le tétanos des nouveau-nés, la chorée, les spasmes musculaires, les tics, le torticolis, la toux spasmodique, l'incontinence d'urine.

Rappelons encore que, dans la famille du névropathe, on rencontre aussi d'autres états morbides : le rhumatisme, la goutte, le diabète. Ce n'est pas, dit M. Ch. Féré (1), qu'il existe entre ces différents états une relation de cause à effet, ni une coïncidence mystérieuse, c'est que tous ont la même origine commune, la dégénérescence.

Enfin les névropathes sont des gens qui ont un caractère bizarre, une instabilité psychique particulière, à la merci des circonstances les plus futiles.

Il résulte de ce qui précède qu'avant d'attribuer le développement d'une maladie nerveuse à une cause accidentelle, par exemple au traumatisme, il faut démontrer que le malade n'a aucun des antécédents héréditaires ou personnels que nous venons d'énumérer sommairement.

Nous allons voir en effet que la chorée, l'épilepsie,

(1) Ch. Féré. Séance de la Société médico-psychologique du 27 décembre 1886.

la paralysie agitante, l'ataxie locomotrice, etc..., ont été signalées par les auteurs comme pouvant être provoquées par un traumatisme, et que les observations relatives à ces différentes affections ne répondent pas à cette condition. Nous verrons aussi à propos de l'épilepsie, de la paralysie générale par exemple, qu'il faut être en garde quand il s'agit de ces cas qui sont soi-disant consécutifs à une chute.

Mais, dans ses intéressantes leçons sur les manifestations locales de l'hystérie (contractures, paralysies), M. le professeur Charcot (1) nous montre par des observations où les antécédents des malades sont notés, que souvent le traumatisme ne fait que mettre en éveil un état diathésique, qu'il n'agit alors que comme cause occasionnelle. M. Charcot nous apprend en outre que l'hystérie ne se présente pas toujours avec son ensemble symptomatique complet, mais peut quelquefois ne se traduire que par un seul symptôme; et cette manifestation unique qui résume alors à elle seule la névropathie peut survenir sous l'influence d'un traumatisme.

Il est juste cependant de rappeler, à l'exemple de M. Charcot, qu'un chirurgien anglais, Brodie (2), avait écrit un bon livre sur les affections nerveuses locales, dans lequel il décrit ce qu'il appelle les phénomènes de l'hystérie locale, la névralgie, la contrac-

(1) Charcot. Leçons sur les maladies du système nerveux.
(2) Brodie. Lectures illustratives of certain local nervous affections. London, 1837, traduction du Dr Douglas-Aigre, 1880.

ture, la coxalgie hystérique, dont un traumatisme peut parfois provoquer l'apparition. Ainsi, pour l'auteur anglais, il y a des névralgies, des contractures, plus ou moins limitées à un membre, qui peuvent naître à l'occasion d'une piqûre ou d'une contusion qu'a subie ce membre ; mais le développement de ces névralgies ou de ces contractures doit être attribué à l'état constitutionnel du sujet, dont l'interrogatoire, suivant Brodie, révélera dans les antécédents certaines manifestations nerveuses. Donc, dès l'année 1837, le traumatisme était signalé comme pouvant déterminer certaines formes d'hystérie locale, ou non convulsive, chez des sujets prédisposés.

Depuis cette époque, nous rencontrons quelques rares observations de contracture hystérique, et surtout de cette contracture du membre inférieur, qui ressemble tellement à la coxalgie organique, à la coxotuberculose, que des praticiens distingués s'y sont quelquefois trompés. Quelques-uns de ces faits sont d'origine traumatique ; mais les auteurs qui les ont publiés n'ont point attiré l'attention sur cette origine, ils les ont seulement donnés comme des exemples rares de l'hystérie locale ou périphérique dont la véritable signification névropathique n'était, bien souvent, reconnue qu'à la disparition brusque et inattendue des phénomènes ; c'est là en effet un des caractères les plus remarquables des accidents hystériques.

Mais c'est surtout dans ces derniers temps, qu'en Angleterre (1) et en Amérique, l'étude des troubles

(1) V. Paralysies hystéro-traumatiques.

nerveux consécutifs au traumatisme a particulièrement mis en lumière, comme nous le verrons, les
divers aspects cliniques sous lesquels se présente
l'hystérie.

Cette étude a été principalement envisagée, dans
ces contrées, par son côté pratique : la fixation de
l'indemnité à accorder au traumatisé. En France, au
contraire, nous n'avons trouvé qu'un rapport médico-
légal (1) relatif à cette question.

Quoi qu'il en soit, les leçons de M. Charcot nous
ont appris les caractères qui permettent de reconnaître l'hystérie locale, dont les variétés les plus intéressantes observées après le traumatisme, sont la contracture et la paralysie.

Par ce rapide aperçu sur les manifestations hystériques d'origine traumatique, nous sommes amené à
rechercher si les autres maladies nerveuses qu'on a
observées également après certaines actions mécaniques ne sont pas aussi des manifestations d'un état
diathésique. L'histoire de l'hystérie traumatique montre encore par les procès qu'elle a provoqués quelle
importance il y a à faire une enquête sur les antécédents du malade, puisque c'est d'après eux que l'on
peut faire la preuve de sa prédisposition à la névropathie. Nous pensons en effet qu'en matière de responsabilité civile il faut tenir compte de cette considération, à savoir que si la prédisposition est nettement
démontrée par les antécédents, c'est à elle et non au

(1) V. chapitre sur les paralysies traumatiques.

traumatisme qu'il convient d'attribuer la plus grande part dans le développement de l'affection nerveuse Rappelons d'ailleurs ce que dit Morel (1) à propos de l'action des causes morales et physiques sur le développement des maladies mentales :

« La cause déterminante, à laquelle on attache
« d'ordinaire une si grande importance, n'en aura pas
« pour nous une plus considérable que celle du grain
« de sable qui emporte le plateau de la balance. Sans
« cette cause déterminante, la maladie n'aurait pas
« éclaté peut-être, mais l'absence de cette cause
« n'a pas empêché l'évolution des phénomènes anté-
« rieurs ni la préparation du terrain sur lequel l'alié-
« nation doit se produire ».

Nous savons encore, grâce aux travaux des maîtres de notre époque et particulièrement de M. Verneuil (2), que ce n'est pas uniquement à la lésion traumatique qu'il faut attribuer tous les actes pathologiques qui la suivent, ni au milieu plus ou moins hygiénique dans lequel se trouve le blessé. Mais il y a des complications, des maladies qui tiennent au blessé, à son état constitutionnel ou à sa prédisposition particulière.

Or il faut aussi chercher, quand il s'agit d'une affection nerveuse qui paraît s'être développée sous l'influence du traumatisme, si ce n'est pas là souvent une manifestation d'un état constitutionnel, d'une prédis-

---

(1) Morel. Traité des maladies mentales, p. 222.
(2) Verneuil. États constitutionnels et traumatisme.

position névropathique dont on ne voit que la cause apparente, le traumatisme.

Cela ne signifie pas que nous sommes disposé à nier dans tous les cas l'influence directe, unique du traumatisme. Nous savons que certains traumatismes, comme ceux du crâne, sont considérés comme pouvant créer une névropathie (1) (par exemple la paralysie générale). Par la région qu'ils atteignent, ils ont sans doute une action plus directe sur les centres nerveux.

On peut en dire autant de certains faits d'affection médullaire. Il n'est pas niable que certains traumatismes exercent une violence plus directe sur les centres nerveux. Nous comprenons par là toutes les violences qui, suivant l'opinion généralement admise, ont pour conséquence la commotion médullaire. Un travail récent de nos excellents maîtres, MM. Duménil (2) et Pétel, vient affirmer que la commotion de la moelle épinière n'est pas une conception théorique, mais qu'elle repose sur un certain nombre de faits démonstratifs.

Mais peut-on tolérer qu'on explique la production d'une affection nerveuse presque toujours grave sur le plus humble des traumatismes, une contusion, une plaie simple ?

Les expériences sur les animaux nous ont bien éclairés sur le mécanisme physiologique de certains

(1) Lasègue. Les cérébraux, études médicales, 1884.

(2) Duménil et Pétel. Commotion de la moelle épinière. Etude clinique et critique, in Arch. de neurologie, n° 25, 1885.

phénomènes nerveux (épilepsie, convulsions, paralysie), et nous ont montré que le traumatisme agissait en produisant une excitation sur les centres nerveux.

Elles n'indiquent rien sur les conditions dans lesquelles se trouve tel individu, chez lequel un traumatisme a provoqué l'apparition d'une affection nerveuse.

Les observations de Brodie, Paget, Page et surtout
celles de M. Charcot nous montrent quelle importance
il faut accorder à l'influence de la constitution du sujet
révélée par ses antécédents. C'est surtout au clinicien
qu'il appartient d'éclaircir l'étiologie des maladies. Ce
qu'on sait déjà de l'influence des états constitutionnels doit l'engager à pénétrer davantage dans cette
voie. Souvent, en regardant dans le passé du malade,
il verra que l'affection actuelle est liée à d'autres manifestations du même ordre et qu'elle n'est en réalité
qu'un nouvel épisode de son état diathésique, de son
état constitutionnel.

Cela ressortira, croyons-nous, des observations que
nous avons rapportées. Et nous pensons que toutes
les fois qu'on se trouvera en présence d'une complication traumatique de ce genre, on trouvera des antécédents d'ordre névropathique chez le sujet affecté.

L'importance de la constatation des antécédents ressort d'ailleurs des considérations suivantes :

1° Sans une enquête sérieuse sur les antécédents, on
s'expose à considérer comme tout à fait accidentelle

une affection qui s'est en réalité développée chez un héréditaire. 2º Si ses descendants sont nés avant le traumatisme, on est à tort porté à les croire indemnes de toute tare héréditaire; 3º Si une action en responsabilité civile est intentée par le blessé, le médecin expert invoquera sans doute la prédisposition, mais sans pouvoir la démontrer.

Il faut les rechercher même quand on se trouve en face d'un traumatisme crânien ou de ce qu'on appelle la commotion médullaire ou cérébrale. Nous rapportons plus loin certaines observations de paralysie générale après un traumatisme crânien, d'autres relatives à l'ataxie locomotrice et à l'hystérie qui se sont développées sous l'influence d'une commotion médullaire, mais il s'agit d'individus prédisposés, car ils ont un passé névropathique, si l'on s'en rapporte aux antécédents.

Ajoutons que, dans l'appréciation du rôle du traumatisme sur le développement d'un cas de paralysie générale, ou d'ataxie locomotrice par exemple, la plus grande réserve est imposée par cette considération que le début de ces maladies est insidieux. On peut facilement croire à une origine traumatique lorsqu'il s'agit en réalité d'une maladie qui était déjà entrée en évolution. Il n'est pas indifférent de tenir compte du genre de la cause traumatique, pour l'épilepsie ou tout autre phénomène qui peut être de nature épileptique comme l'amnésie. Si c'est une chute, le médecin, le malade lui-même souvent ne peuvent savoir s'il est tombé ou non par suite du vertige habituel à cette maladie. La chute peut donc être le symptôme et non la cause.

Dans le courant de notre étude, nous aurons l'occasion de faire l'application de ces données.

Il est utile de les rappeler parce que l'influence du traumatisme sur le développement des affections médicales et en particulier des manifestations nerveuses est une question d'actualité.

Nous étudierons donc successivement les diverses névropathies qui ont été signalées comme pouvant être provoquées par le traumatisme. Les phénomènes locaux de l'hystérie nous conduiront à rechercher si d'autres phénomènes comme l'amnésie, les névralgies traumatiques, ne sont pas souvent des manifestations d'ordre névropathique, ainsi que d'autres faits publiés souvent à titre de phénomènes insolites qui peuvent venir compliquer une lésion traumatique.

De même, parmi les observations relatives à certains phénomènes nerveux appelés réflexes, tels par exemple que les paralysies, nous en signalerons quelques-unes où manifestement ces accidents ont été provoqués par un traumatisme accidentel ou opératoire. Nous montrerons que ce sont encore des manifestations localisées qui ont leur origine dans l'état diathésique nerveux du sujet.

Après cette première partie, nous ne ferons qu'indiquer rapidement l'influence que peut avoir le traumatisme quand il survient dans le cours d'une maladie nerveuse. C'est alors que nous signalerons la valeur du traitement chirurgical de l'hystérie.

Pour ce qui est de l'influence des maladies nerveuses sur les lésions traumatiques, nous n'en dirons que quelques mots.

Bataille.

2

CHAPITRE PREMIER

PARALYSIE GÉNÉRALE

Il s'agit, dans toutes les observations, de traumatismes crâniens accompagnés le plus souvent d'un ébranlement plus ou moins considérable de tout l'organisme.

Les faits de MM. Baillarger et Lunier (1), de Thore
et Aubanel, de Decorse (2), d'Azam, de Vallon (3), nous
montrent la paralysie générale se manifestant à la
suite de chutes sur la tête d'une hauteur plus ou moins
grande. Pour quelques-uns, on ne mentionne que
la chute sans indiquer la région atteinte. L'observation que nous devons à l'obligeance de M. Ch. Féré
est un exemple de cette affection après une chute sur
le siège.

Les coups violents sur la tête fournissent encore
un assez grand nombre de cas analogues (Marcé),
qui ont été produits par des corps tombants ou lan-
cés avec une grande force : morceaux de fer, cail-
loux, coup de tampon, coup de bâton (Vallon), coup

(1) Azam. Troubles intellectuels, etc. Arch. gén de méd., 1881.
(2) Vallon. Paralysie générale et traumatisme, Th. Paris, 1882.
(3) Decorse. Considérations sur la chirurgie des aliénés, Th.
Paris, 1871.

de pied de cheval (Decorse), coup de poing (Lafitte). La thèse de Vallon contient encore un fait consécutif à un heurt de la tête contre une banquette en bois au moment de l'arrêt brusque d'un train (obs. XV).

Le point de la tête qui a été atteint n'est ordinairement pas indiqué; presque toujours, l'action mécanique a porté sur le crâne, une fois c'est la région sus-orbitaire qui a été atteinte.

Nous trouvons encore dans la thèse de Decorse, deux faits intéressants : l'un après une opération sur les yeux, et l'autre après une blessure de la main.

Il n'est pas toujours besoin d'un choc violent sur le crâne.

Meyer, cité par M. Voisin, raconte l'histoire d'un homme qui, ayant soulevé sur sa tête un poids considérable, devint mélancolique, puis paralytique général.

Obs. I. — Un maçon, raconte Lasègue (1), reçoit sur la tête une toute petite pierre. Il tombe et perd connaissance, et, la lésion étant minime, il guérit en quelques jours. Mais, tout à coup, l'année d'après, il est pris des premiers phénomènes du délire ambitieux, il chante dans les rues, croyant posséder une belle voix. La paralysie générale aiguë apparaît, il se croit général et commande à des troupes imaginaires; on l'arrête, on le conduit à Sainte-Anne, où quelque temps après il succombe aux progrès de la maladie.

Mais voici comment les observateurs expliquent le mécanisme par lequel agit le traumatisme :

(1) Lasègue. Th. d'agrég., 1853.

Toutes les fois que l'affection se développe rapidement après l'accident, cela tiendrait à une contusion du cerveau qui serait le point de départ de l'inflammation chronique et progressive des méninges. Pour les autres cas, où l'affection se montre un temps plus ou moins long après l'accident, la cause en serait due à l'ébranlement de toute la masse encéphalique. Le liquide céphalo-rachidien transmet partout une partie de la force vive développée par le choc sur le crâne, et, comme ce liquide accompagne les petites artères dans l'épaisseur de la substance nerveuse, il peut se produire des lésions interstitielles.

Négligeant toute théorie pathogénique, Lasègue, en un langage imagé, fait le raisonnement suivant :

« Un homme, dit-il, a été victime d'un traumatisme cérébral grave, et il guérit, mais s'ensuit-il qu'il soit maître de l'avenir ? Nous ne le pensons pas. C'est comme un feu qui couve sous la cendre, c'est comme un volcan qui, pendant nombre d'années, n'a montré ni feu, ni fumée, il n'en est pas moins un volcan et nul médecin instruit ne s'étonnera si, à longue échéance, se manifestait le trouble intellectuel chez le blessé du cerveau, l'éruption dans la montagne qui a déjà vomi la flamme et le feu. Si de la butte Montmartre, on voyait jaillir flamme et fumée, l'étonnement serait justifié, mais il n'en serait pas de même du Vésuve, fût-il muet depuis mille ans ».

Donc, pour M. Lasègue, le traumatisme crânien créerait chez l'individu une prédisposition aux désordres cérébraux, et quand ceux-ci se manifestent, on peut dire de l'individu « qu'il hérite de lui-même ».

Quel que soit le temps qui sépare le traumatisme des premiers symptômes de la paralysie générale, pour les auteurs que nous avons mentionnés, il est formellement démontré que les traumatismes de la région crânienne peuvent engendrer la paralysie générale à eux seuls, en dehors de toute prédisposition. D'après cette opinion, il faut toujours, en présence d'un blessé du crâne, penser à la possibilité du développement de la méningo-encéphalite diffuse; être, par conséquent, fort réservé au point de vue du pronostic.

Cependant, les faits sur lesquels on base cette opinion, doivent être discutés, à commencer par ceux qui nous représentent la paralysie générale se manifestant plusieurs mois ou même plusieurs années après l'accident auquel on la rapporte. Pour reconstituer l'histoire du malade, l'observateur a été obligé d'accepter sans contrôle les assertions de personnes capables de donner des renseignements. Il y a aussi des cas où les premiers symptômes de la maladie se sont marqués à une époque déjà éloignée de l'accident, et alors l'influence du traumatisme reste véritablement obscure.

Une autre erreur peut se glisser dans l'histoire des malades dont nous parlons, et cette erreur peut fausser également l'interprétation du rôle du traumatisme dans la genèse de la maladie. La voici exposée par M. Lasègue : « Un officier de cavalerie tombe de cheval dans une manœuvre. Mais quelle part devons-nous attribuer à un état vertigineux, quelle part à un accident? Cela est bien difficile à dire, et le malade seul peut s'en rendre compte, si toutefois même il le sait, car cela se passe entre lui et lui-même ».

Ainsi, sans parler des cas où les parents, dans le but, par exemple, d'obtenir une indemnité, auraient intérêt à faire remonter le début des premiers symptômes à l'accident, il y a une réelle difficulté à fixer la part du traumatisme dans le développement de la maladie.

Il faut pourtant chercher à vaincre cette difficulté à cause des conséquences importantes qui découlent de l'influence ou de la non-influence du traumatisme. « Supposons, en effet, dit Vallon, un père de famille atteint de paralysie générale; si nous parvenons à établir que cette maladie a été produite par un coup ou une chute sur la tête, nous pourrons rassurer les parents sur l'avenir des enfants nés avant l'accident. » Ce n'est pas dans ces termes, suivant nous, que la question doit se poser en présence d'un paralytique général. En effet, le traumatisme sera presque toujours annoncé par la famille, il n'y a donc pas lieu de se mettre en peine pour le retrouver. Mais ce sont les antécédents du paralytique sur lesquels il est particulièrement intéressant, et au point de vue de l'avenir des enfants et quelquefois au point de vue médico-légal, de diriger l'enquête la plus sérieuse.

Si l'on ne parvient pas à trouver de signe réel démontrant l'état névropathique antérieurement au traumatisme, c'est alors, mais seulement alors que l'on sera en droit d'attribuer à l'accident le développement de la paralysie générale.

Un certain nombre d'observations dans lesquelles les premiers symptômes de cette affection ont éclaté quelques heures ou quelques jours après le traumatisme conduit nécessairement à admettre qu'il s'agit là de gens prédisposés ou qui étaient déjà en puissance de la maladie. Nous voulons parler de certains faits dus à MM. Baillarger, Laffitte et Vallon :

Obs. II. — La femme M... (1) 45 ans, devient aliénée à la suite d'une chute faite sur la glace et ayant porté sur la tête.

Dès le lendemain, on a observé une loquacité inaccoutumée qui a toujours été en augmentant jusqu'à aboutir à un délire complet accompagné d'insomnie. Elle succombe un mois après l'accident.

Obs. III.—C... (2) Pierre, 50 ans, est marié, sans enfants, et exerce à Tarbes la profession d'aubergiste; il était intelligent, rangé et sobre, pas de maladies antérieures.

Le 7 août 1859, voulant séparer deux personnes qui se battaient dans son auberge, il reçoit un violent coup de poing qui l'étendit pendant quelques instants, mais qui ne l'empêcha pas de vaquer à ses occupations dans la journée.

Mais le lendemain 8, il se plaint de souffrir de la tête; il se montre triste, abattu, il a perdu l'appétit. Puis viennent s'ajouter les autres symptômes de la paralysie générale, délire des grandeurs, etc...

Les trois faits suivants empruntés à la thèse de

(1) Baillarger. Appendice au traité de Griesinger, p. 714.
(2) Laffitte. In Ann. médico-psychologiques, 6ᵉ série, t. VI, p. 223, 1881.

Yallon (1) sont également remarquables par la rapidité avec laquelle les symptômes de la paralysie générale ont suivi le traumatisme.

Obs. IV. — P... 45 ans, entre dans le service de M. Dagonet, à Sainte-Anne, le 6 juillet 1868.

Dans ses antécédents, on ne trouve que quelques accès alcooliques.

Il y a un mois, cet homme, qui était en pleine santé, tombe du haut d'une échelle. Dans sa chute il est allé heurter de la tête contre le mur ; un instant étourdi, il peut cependant se relever pour retourner chez lui.

Deux jours après il offre les signes d'une certaine excitation. Il va, vient, ne pouvant tenir en place et parlant continuellement, etc.

P... succombe deux mois après l'accident.

Obs. V. — P... Michel, 30 ans, entre à Sainte-Anne, le 19 mars 1874.

Rien dans les antécédents. Il y a deux ans il a été blessé à la tête, au bras et à la jambe en manœuvrant des wagons. Quelques jours après, il offre des signes de dérangement intellectuel qui nécessitent son internement. Après un an de maladie, P... mourait brusquement.

Obs. VI.—B..., Michel, 42 ans, entre à Sainte-Anne le 23 février 1870. Pas d'antécédents ni personnels, ni héréditaires.

Il y a trois semaines il tombe du premier étage. On le conduit chez lui en voiture ; à ce moment, il était seulement étourdi par sa chute, car il ne présentait que des contusions sans gravité.

Après une nuit agitée, B... commença à déraisonner, puis les troubles de l'intelligence s'accentuèrent, etc. Et la mort survint un an après l'accident.

(1) De la paralysie générale et du traumatisme. Th. de Paris, 1882, obs. II, III, IV.

Ces exemples suffisent à nous convaincre de l'influence des traumatismes crâniens sur le développement de la paralysie générale. Il est bien évident que le choc a fait éclater les accidents morbides.

Pour les autres, comme nous l'avons dit, c'est grâce aux renseignements donnés par les parents, qu'on a appris qu'un traumatisme avait marqué d'une façon plus ou moins lointaine le début de la maladie. Ces derniers faits n'offrent donc pas une base très solide pour qui veut démontrer l'origine traumatique de certaines paralysies générales.

Il n'en est pas de même des faits dont nous avons donné un aperçu, le rôle du traumatisme est certain ; puisque les symptômes ont apparu quelques jours après lui. Mais si l'on reconnaît dans cette catégorie de faits l'influence du traumatisme, il faut bien admettre aussi qu'il agit sur un terrain prédisposé. On sait, en effet, que la paralysie générale commence d'une façon lente et insidieuse, tandis que dans ces faits, les signes offrent une marche rapide qui n'est pas habituelle à cette maladie. Les auteurs eux-mêmes, qui ont eu l'occasion d'observer ces malades, considèrent que le traumatisme a agi sur un organisme en imminence de cette affection.

Nous croyons que cette opinion serait mieux fondée si, dans les antécédents de ces malades, on était parvenu à découvrir quelque stigmate névropathique.

Si nous rappelons les circonstances particulières dans lesquelles le traumatisme s'est produit (coup de poing, choc en travaillant, etc.), nous constaterons qu'il y avait là matière à procès. Aussi, conçoit-on facilement la valeur des antécédents pour le médecin qui doit apprécier si les accidents présentés par le malade sont la conséquence du traumatisme et seulement du traumatisme.

La première preuve, d'ailleurs, que la paralysie générale ne peut venir compliquer un traumatisme que sur un sujet prédisposé, est l'âge. C'est en effet de 20 à 50 ans que s'étend la période de la vie où l'homme est pris par cette maladie. Quand son origine paraît remonter à un traumatisme, c'est encore ce même âge que nous constatons dans les observations. L'invariabilité de ce fait contient, peut-on dire, en germe, la démonstration d'une prédisposition qu'une enquête minutieuse sur les antécédents personnels et héréditaires peut seule confirmer. En voici quelques exemples :

OBS. VII. — *Antécédents (1) vésaniques héréditaires; traumatisme du crâne; paralysie générale.*

B..., officier de cavalerie.

Antécédents héréditaires. — Père mort d'un délire aigu qui l'a emporté en quatre jours à l'âge de 42 ans.

Grand père mort dans un état de mélancolie profonde, il était accablé d'ennui et croyait que tout le monde lui en voulait.

B... fait une chute de cheval sur la tête en 1865.

Il en résulte une aphasie qui dure trois mois; guéri.

______

(1) Vallon. Th. 1882.

B... reprend son service, mais on remarque que son caractère est devenu difficile.

En 1870 il est pris de plusieurs accès de folie, on le réforme, on l'enferme dans un asile d'aliénés où l'on diagnostique qu'il est atteint de paralysie générale.

Obs. VIII. — *Antécédents nerveux; chute sur la tête; paralysie générale.*

Antécédents. — M. X..., (1) qui appartient à une excellente famille, n'a jamais voulu travailler, il s'engage à 18 ans, passe capitaine à 37 ans, et mène une vie désordonnée.

A la suite des fatigues de la guerre de 1870-71, il est pris de douleurs dans les membres inférieurs. Puis ces douleurs deviennent fulgurantes, les mouvements incertains, la vue trouble, etc. M. Bernheim, de Nancy, diagnostique une ataxie locomotrice progressive, et comme il trouve chez M. X... une infection vénérienne antérieure, il institue le traitement antisyphilitique (frictions mercurielles, iodure de potassium). Le malade est amélioré d'une façon notable.

En 1873, X... fait une chute de cheval, dans laquelle sa tête rencontre un arbre, consécutivement perte de connaissance pendant six semaines. Après ce temps la tête de X... reste faible, il ne peut s'appliquer à aucun travail intellectuel.

Un jour éclate un délire épouvantable, il est transféré à l'asile de Maréville, M. Christian constate tous les symptômes d'une paralysie générale qui, suivant lui, ont été déterminés par la chute qu'a faite M. X...

L'observation que nous a communiquée M. Ch. Féré est un exemple de paralysie générale dont le premier symptôme s'accusait déjà, quand survint un traumatisme.

(1) Christian. In Annales médico-psychologiques, 1879.

Obs. IX. — M. R..., graveur de grand talent, se plaignait seulement d'une certaine difficulté d'application et d'une sensation anormale de besoin de déplacement. Un médecin particulièrement exercé ne put constater aucun autre trouble.

Il va pour se remettre au bord de la mer.

Là il fait une chute sur le siège dans un escalier. A partir de ce moment les troubles psychiques et somatiques se développent avec une rapidité effrayante. Six mois plus tard, M. R... était un dément paralytique presque complètement étranger au monde.

CHAPITRE II

ATAXIE LOCOMOTRICE

L'origine traumatique de l'ataxie locomotrice a été signalée en Allemagne dès 1844 par Horn et Steinhall (1) qui rapportent un cas consécutif à une chute de cheval. Pour eux, l'influence du traumatisme sur le développement de cette affection ne paraît pas douteuse.

Le traité de Topinard sur l'ataxie locomotrice (1864) qui contient une étude complète sur cette affection, mentionne deux observations pour lesquelles l'auteur considère le traumatisme comme ayant agi comme cause occasionnelle. Il dit, en effet, à propos de l'étiologie de cette affection, « deux fois une chute sur la colonne vertébrale avait eu lieu quelque temps auparavant ».

Cet ouvrage contient en outre un fait dû à Leyden, qui eut à soigner un mécanicien, dont le pied gauche blessé fut traité par la glace. Quelques mois après, les signes caractéristiques de l'ataxie locomotrice éclataient. C'est à l'emploi du froid que Leyden et Topinard attribuent la maladie consécutive ; nous pensons

(1) Steinhall. Beiträge zur Geschichte und Pathologie der Tabes dorsalis in C. W.

qu'il y a lieu d'accuser au moins autant le traumatisme. Nous rapportons plus loin l'observation de Topinard, et une autre de Lecocq, à cause des antécédents nerveux que nous y avons remarqués.

Althaus (1) pense que le traumatisme, et particulièrement les chutes de cheval, sont une cause fréquente d'ataxie.

En 1867, J. Schultze, cité par Erb, a réuni plusieurs faits qui montrent que les symptômes sont apparus à la suite d'une fracture de la cuisse, d'une chute sur le ventre, d'une commotion de la moelle.

M. Ball a publié en 1868, dans la *Gazette des Hôpitaux*, un cas très net d'ataxie consécutive à un traumatisme opératoire, la résection d'un orteil.

Le *British medical journal* du 15 juillet 1876 contient une observation due à Lockhart Clarke de tabes, après une forte contusion des reins.

Nous avons en outre trouvé deux faits consécutifs à la gelure des membres inférieurs, le premier est relaté par M. E. Desnos (2) et l'autre par M. Germain (3).

Cette même année paraît le mémoire de M. L. H. Petit (4), qui s'est proposé d'étudier l'influence du traumatisme sur le développement de l'affection qui nous occupe, et sur sa marche, et réciproquement,

(1) Dict. Encyclopédique, art. Tabes, par M. Raynaud.
(2) In Revue de méd. et de chirurg, 1879.
(3) Germain. Des lésions trophiques dans les gelures anciennes, etc. Th. Paris, 1879, n° 118.
(4) Revue de chirurgie, 1879.

l'influence de cette maladie nerveuse sur les lésions chirurgicales.

Aux faits indiqués précédemment, M. L.-H. Petit ajoute un cas signalé par M. le professeur Charcot, qui vit se développer l'ataxie chez un jeune officier de cavalerie, quelques mois après une chute sur le dos.

Mais M. L.-H. Petit ne se contente pas de réunir les faits où la liaison entre le traumatisme et l'affection nerveuse semble parfaitement légitime, il met à côté d'eux certaines observations où cette liaison n'est rien moins que démontrée.

Ainsi le fait relaté par M. le professeur Vulpian (1) dans une de ses leçons sur l'ataxie locomotrice ne peut être rapporté au traumatisme. Il s'agit d'un homme qui a été amputé de la jambe droite, il y a quinze ans; or, entre cette opération et le début des accidents tabétiques, qui commencent dans l'autre membre, il s'écoule un long intervalle pendant lequel cet individu n'éprouve aucun phénomène morbide. Ce n'est donc pas là un fait qui puisse être sérieusement considéré comme ayant une origine traumatique; d'ailleurs, M. Vulpian lui-même ne signale le rapport qui peut exister entre l'amputation et le tabes que sous toutes réserves. Et de plus, parlant, dans son livre sur les maladies du système nerveux, de l'origine traumatique de l'ataxie, lui-même ne rappelle point le fait auquel nous venons de faire allusion. De même, il n'est pas possible de faire entrer dans un

____

(1) Vulpian. Clinique de la Charité, p. 813.

mémoire sur l'influence du traumatisme sur l'ataxie locomotrice, comme le fait M. L. H. Petit, les deux cas qu'il emprunte à la thèse d'Edwards. Le premier est relatif à un pharmacien qui, en 1844, se fait arracher une dent, et qui, en 1851, c'est-à-dire sept ans plus tard, éprouve les premiers symptômes de l'ataxie. Dans le second cas, il s'agit d'une femme ataxique, qui, deux ans avant d'être atteinte de cette affection, avait subi l'opération de la cataracte. M. L. H. Petit est lui-même si peu convaincu que le traumatisme a pu jouer un certain rôle dans le développement de cette affection, qu'il avoue qu'on « peut croire ici à une simple coïncidence ».

Dans ce même mémoire, M. L. H. Petit a rapproché des faits d'origine traumatique ceux qui se sont développés à la suite de la suppression des règles, de la suppression des sueurs, de celle d'une éruption ; puis il a réuni les cas où un traumatisme opératoire a eu pour conséquence l'aggravation du tabes, de ceux-là il rapproche encore ceux où une affection médicale (pleurésie, érysipèle, métrorrhagie) est survenue dans le cours de l'ataxie ; enfin il termine en exposant les travaux qui ont été faits sur la spontanéité des fractures chez les ataxiques.

Au total, il n'y a donc dans ce mémoire, au point de vue de l'influence étiologique du traumatisme sur le tabes, qu'une dizaine de cas, les autres parties se rapportant à d'autres considérations sur l'ataxie, comme nous l'avons exposé. Il contient en tout 47 observations réparties dans ces différents chapitres.

Aussi y a-t-il lieu de faire remarquer l'erreur qui s'est introduite dans la seconde édition du livre de M. Grasset (1) sur les maladies du système nerveux, où cet auteur écrit en note : « En 1879, M. Petit a pu réunir (Revue mensuelle) 47 observations où l'ataxie locomotrice s'est manifestement développée sous l'influence d'un traumatisme portant directement ou indirectement sur le rachis. »

Depuis 1879, nous n'avons point trouvé d'autres faits d'ataxie consécutive au traumatisme ; mais en étudiant les effets de la commotion de la moelle dans Erichsen (2), nous avons remarqué que ce livre contient quelques cas de véritable tabes succédant à une violente commotion subie dans une collision de trains de chemin de fer. Erichsen considère les troubles céphaliques et ceux de la marche comme relevant directement de la commotion médullaire. Pour nous, il semble résulter de l'analyse des observations rapportées sous les numéros 6, 10, 11, 12, que les symptômes sont bien ceux de l'ataxie locomotrice. Nous concluons que ces cas doivent être considérés comme des exemples de tabes développés à l'occasion d'une violente commotion. Rappelons aussi, à propos des faits d'Erichsen, que comme ces malades étaient devenus ataxiques à la suite d'une collision de trains, des indemnités variant de 2,500 à 9,000 livres sterling

(1) Grasset, 2e édition.
(2) Erichsen, On railway and other injuries of the nervous spine.

Bataille.   3

leur furent payés par la Compagnie de chemin de fer ; ce qui est intéressant à constater au point de vue médico-légal.

En résumé, nous avons recueilli dans les auteurs plus de quinze faits de tabes, développés selon toute apparence sous l'influence du traumatisme. A ces faits nous ajoutons une observation personnelle relative à un individu dont la prédisposition nerveuse se trouve démontrée par ses antécédents personnels et héréditaires. Le rôle du traumatisme est réel, puisque les premiers symptômes de l'ataxie ont suivi sans interruption les troubles fonctionnels produits directement par le traumatisme. C'est ordinairement la douleur qui est le signe particulier constituant la liaison entre le traumatisme et la maladie nerveuse. Tout d'abord c'est une douleur qui n'offre rien de caractéristique ; mais sa ténacité jointe à ses manifestations fulgurantes vient bientôt révéler le début de l'ataxie locomotrice. Sans doute il y a lieu de se demander, par exemple au sujet des faits rapportés par Erichsen, si le traumatisme n'a pas atteint des sujets déjà en imminence d'ataxie ; cette remarque s'impose en considération de la rapidité avec laquelle les troubles nerveux, moteurs et céphaliques se sont déclarés. On est autorisé à penser que ces sujets offraient sans doute quelques troubles particuliers. Quoiqu'il en soit le rôle du traumatisme a consisté tout au moins à les accuser davantage.

Comme on peut s'en convaincre d'après les observations de Horn, Topinard, Schultze, Lockhart-Clarke.

Lecoq, Erichsen et de M. le professeur Charcot, c'est après de violents traumatismes que le tabes s'est constitué. Nous voulons parler des chutes de cheval, des heurts reçus dans une collision de trains de chemins de fer, et des contusions directes qui ont atteint le rachis et plus souvent la région lombaire, tous traumatismes, comme on le voit, qui sans avoir produit de lésions apparentes font subir aux centres nerveux un violent ébranlement qu'on désigne habituellement sous le nom de commotion de la moelle.

Les quelques cas qui ne relèvent pas d'un traumatisme portant plus ou moins directement sur le rachis sont dûs à des lésions des membres inférieurs. Ainsi Leyden rapporte un fait consécutif à une plaie du pied, Schultze à une fracture de cuisse, M. le professeur Ball à une résection de la première phalange du pouce. Deux autres cas sont consécutifs à la gelure des membres inférieurs (L. Desnos, Germain).

Après la violence du traumatisme, notons l'influence de l'âge. C'est entre 40 et 45 ans que l'ataxie traumatique a été le plus souvent rencontrée.

Cependant dès l'âge de 28 ans M. Charcot en signale un cas, un autre a été signalé par M. Lecoq (1) chez un homme de 62 ans.

Le sexe fort est particulièrement favorisé dans ce dénombrement d'ataxies traumatiques, car toutes les observations sont relatives à des hommes. Si nous remarquons que, dans ces faits, l'âge des ataxiques est

(1) Lecoq. Arch. de méd., 1861, p. 691.

celui où l'on voit ordinairement se développer le tabes, quelle qu'en soit la cause occasionnelle, et que
la marche de cette affection après le traumatisme
offre la même allure que celle de l'ataxie consécutive
à tout autre cause, la conclusion qui s'impose est
celle-ci : que le rôle de traumatisme est secondaire et
qu'au dessus de toutes les causes, âge, sexe et traumatisme, on se trouve conduit à soupçonner une prédisposition personnelle.

Cependant les auteurs qui ont rapporté les faits
que nous venons de passer en revue n'ont pas recherché les preuves de cette prédisposition qu'on trouve
dans les antécédents personnels ou héréditaires. Et
pourtant Trousseau (1) déjà appelait l'attention dans
ses leçons cliniques sur l'influence de l'hérédité dans
le développement de l'ataxie locomotrice. Il raconte
en effet que dans une même famille il a rencontré
une monomane, un hypochondriaque, un épileptique
et un ataxique. Dans une autre l'oncle et la tante
étaient aliénés, un frère hémiplégique, deux autres
ataxiques. Dans une troisième le père s'est suicidé, le
fils est ataxique, l'un des petits-fils épileptique,
l'autre a des tics musculaires singuliers. Topinard (2)
a pu suivre également dans certaines familles la trans-
formation du nervosisme dont l'hérédité est ainsi bien
démontrée, Friedreich, Carré ont fait des remarques
analogues.

(1) Trousseau. Clinique médicale, leçons sur l'ataxie locomotrice.
(2) Topinard. Loc. cit., p. 368 et suiv.

L'opinion de M. Vulpian (1) est qu'il faut « bien reconnaître l'existence d'une prédisposition spéciale d'une idiosyncrasie particulière chez les malades atteints d'ataxie, même à la suite des causes les moins contestables, à la suite, par exemple, de la syphilis.

Ce qui montre qu'il y a, en réalité, une prédisposition chez certains sujets, c'est que, comme l'avait dit Trousseau, certains malades ont eu, avant le début de l'ataxie, d'autres accidents névrosiques. »

Récemment encore MM. Landouzy (2) et Ballet ont mis en évidence le rôle de l'hérédité nerveuse dans la genèse de l'ataxie locomotrice.

Il faudrait donc, pour admettre que l'ataxie locomotrice peut avoir pour origine un traumatisme, démontrer que l'enquête sur le passé du malade a été absolument négative au point de vue de tous les indices fonctionnels ou organiques qui sont d'après les neurologistes la marque de l'hérédité. Or les observations ne répondent point à cette objection. Les conditions d'âge, de sexe, l'évolution de la maladie montrent, au contraire, une analogie absolue du tabes d'origine traumatique avec les tabes de cause héréditaire. Et ce qui nous autorise encore à soupçonner des antécédents d'ordre névropathique chez la plupart des malades dont le tabes a été rapporté à un traumatisme, c'est que dans un fait de Topinard et dans celui de Lecoq, nous surprenons pour ainsi

(1) Vulpian, p. 247. Maladies du système nerveux.
(2) Archives de neurologie, 1881.

dire l'auteur passant sans y faire attention à côté d'un héréditaire.

Ainsi dans l'histoire du malade de Topinard (1) dont le tabès s'est manifesté à la suite d'une chute dans laquelle il s'était contusionné le genou, nous trouvons ces lignes : « Le père du malade était très sujet aux migraines et son frère aux épitaxis. Lui-même est atteint d'épistaxis très abondantes une ou deux fois par mois. »

Lecoq dit aux antécédents de son malade : « Peut-être peut-on lui reprocher de la bizarrerie dans le caractère, de l'excentricité dans les idées. »

Maintenant rapportons une observation personnelle qui va nous montrer que si l'ataxie a son point de départ dans un traumatisme il n'en est pas moins vrai que notre malade a certains antécédents personnels et héréditaires d'ordre névropathique dont il faudrait particulièrement tenir compte s'il s'agissait d'un rapport médico-légal.

En juillet 1886 M. Belin, interne de M. le professeur Laboulbène, nous montre un de ses malades atteint d'ataxie locomotrice dont la cause était une chute. Nous avons pris l'observation suivante :

Obs. X. — G... (Eugène), âgé de 30 ans, est ouvrier maçon. Il est entré depuis quelques jours à la Charité, salle Saint-Michel, n° 10 *bis*.

Antécédents héréditaires. — Son père est mort à 70 ans, après avoir été pendant plusieurs années sujet à des névralgies sciatiques qui gênaient beaucoup la marche.

(1) Topinard. Loc. cit., p. 01.

Sa mère éprouvait fréquemment de vives douleurs à la tête, elle est morte à 77 ans.

Antécédents personnels. — G... n'est pas le seul enfant, il a eu 7 sœurs toutes bien portantes à l'exception d'une seule qui à l'âge de 10 ans était sujette aux névralgies. Il paraît que le médecin conseilla de la marier à cause de cela; et depuis son mariage ces douleurs ont disparu.

Il est donc le seul enfant mâle. Jusqu'en septembre 1885, il n'a jamais été malade; il se rappelle seulement que vers l'âge de 18 ans, époque à laquelle il travaillait la terre, souvent il perdait une grande partie de sa journée, parce que de violents maux de tête le prenaient, ce qui l'obligeait à s'asseoir et à se tenir la tête entre les deux mains. Ces douleurs revenaient plusieurs fois par mois, elles ne l'ont pas tenu plus d'un an environ.

Il ne semble avoir jamais eu ni syphilis, ni rhumatismes.

En septembre 1885, G..., travaillait comme maçon à Saint-Germain-en-Laye; par suite d'un faux mouvement, il tombe de son échafaudage de la hauteur de 7 mètres debout sur de la terre nouvellement remuée, ce qui amortit le coup. On le transporte aussitôt à l'hôpital, où l'on ne constate qu'une paraplégie incomplète, car il pouvait encore un peu remuer les jambes, sans toutefois se tenir debout. En même temps il accuse des douleurs dans la région lombaire, quelques troubles de la vue. Après avoir été soumis à diverses reprises aux pointes de feu le long de la colonne vertébrale, il sort de l'hôpital où il avait passé deux mois.

Les forces lui étant revenues, il reprend son travail de maçon, cependant il éprouvait souvent à la fin de sa journée les mêmes douleurs de reins qu'il avait accusées déjà après sa chute. Puis à ces douleurs s'ajoutent de temps en temps des sensations pénibles parcourant les membres inférieurs avec la rapidité de l'éclair, puis ce sont des serrements du ventre comme s'il était pris comme dans un étau, en dernier lieu la face devient le siège de sensations douloureuses.

Depuis sa sortie de l'hôpital Saint Germain, Guillaume put encore travailler 8 mois ; les douleurs devenant trop vives, il est obligé de se reposer. Pendant deux mois il reste sans travailler et comme sa maladie paraît s'aggraver, il se décide à entrer à l'hôpital où nous avons pu prendre ces renseignements.

Nous constatons tous les signes principaux de l'ataxie locomotrice progressive :

Perte de l'équilibre, marche en fauchant et en frappant le sol du talon.

Abolition des réflexes tendineux ; diminution de la sensibilité sans perversion ; les mouvements des doigts accusent aussi une certaine incoordination.

Pas de diplopie actuellement, mais le malade en a éprouvé antérieurement à plusieurs reprises.

CHAPITRE III

PARALYSIE AGITANTE

Les faits, rares d'ailleurs, de paralysie agitante d'origine traumatique, ont été constatés à la suite de blessures siégeant aux membres, le plus souvent aux membres supérieurs et particulièrement aux doigts. Il faut excepter cependant deux cas. Le premier, rapporté par M. Charcot (1) a été observé chez une femme de 72 ans qui depuis quatre ans était atteinte de paralysie agitante dont le début remontait à une luxation de la mâchoire. Cette luxation avait d'ailleurs été réduite aussitôt sans difficulté ; mais quelques jours plus tard le tremblement commençait par la langue et la mâchoire. Le second fait a été constaté par Meschède (2) chez un enfant de douze ans qui avait reçu un coup pied de cheval au visage.

Il n'est pas besoin d'un traumatisme grave pour déterminer la paralysie agitante. Ordinairement elle apparaît à la suite d'une piqûre ou d'une coupure siégeant aux membres supérieurs, comme en té-

(1) Charcot. Maladies du système nerveux, t. I, p. 453 et Progrès méd. 1878, n° 18.
(2) V. Dictionnaire de méd. et de pratique, art. Paralysie agitante.

moigne les observations de Charcot, Vandier (1), (Neubert) (2), Deschamps (3).

Chez une femme observée par M. Charcot (4), l'affection se développe à l'occasion d'une simple contusion de la cuisse produite par une chute de voiture. Au bout de quelque temps, il survint dans le membre blessé une douleur vive occupant le trajet du nerf sciatique et peu après un tremblement dans toute l'étendue de ce membre puis dans les autres.

Charcot (5) a vu également après une entorse du pied gauche le tremblement commencer par le membre puis s'étendre à la main du même côté et ensuite aux membres du côté opposé. C'est alors qu'il remarqua les autres caractères de la paralysie agitante : immobilité des traits, raideur du cou, fixité du regard, inclinaison du tronc en avant, tendance à la propulsion et à la rétropulsion.

Le fait de Saint-Léger (6) est analogue au précédent.

Dans un cas signalé par Westphal (7) le tremblement commença par le bras à la suite d'une brûlure chez un homme de 58 ans qui, quelque temps après, offrait tous les caractères de la paralysie agitante.

Si cette affection peut se développer après les trau-

(1) Vaudier. Paralysie agitante après traumatismes. Th., Paris, 1886.

(2) Jahrbuch. f. Kinderheilk. XI. Bd. 2 und 3 Heft, 1877.

(3) France médicale, 9 janv. 1886. p. 25.

(4) Charcot. Maladies du système nerveux. t. I, p. 459.

(5) Ibidem et Progrès méd., 1878, n° 18.

(6) Saint-Léger, th. Paris, 1870.

(7) Westphal. In Charité Annalen. 1877, p. 105.

matismes les plus simples, nous devons aussi faire remarquer que plusieurs faits nous montrent que le traumatisme a présenté certaines complications, comme on peut le voir dans deux observations de Demange et dans celle qui nous est personnelle.

Demange (1) rapporte en effet qu'une femme de 57 ans, s'enfonce une épine dans l'extrémité du doigt annulaire de la main droite. Or, un panaris profond vient compliquer ce traumatisme, elle en souffre beaucoup pendant longtemps. Quatre mois après la piqûre sa main devient le siège d'un tremblement qui, d'abord localisé, gagne le membre inférieur du même côté pour envahir ceux du côté opposé.

Le second cas (2) que nous empruntons au même auteur est relatif à un homme qui devint paralytique agitant à la suite d'un état de traumatisme longtemps prolongé. Ainsi, en 1853, il se fractura la jambe droite, la consolidation est lente, il se produit un cal vicieux qui pendant longtemps et d'une façon inter- mittente se révèle par de vives douleurs. En 1871, nouveau traumatisme : cet homme a les pieds gelés. Un an après, le gros orteil du pied droit devient le siège d'un tremblement qui envahit successivement le pied droit, la main droite, puis la main gauche et le pied gauche.

Le malade que nous avons observé fut pris du trem- blement de la paralysie agitante à la main gauche

(1) Demange. In Revue méd. de l'Est, t. IV, 1875, p. 280.
(2) Id. In mélanges de clinique méd. et de physiologie path. Paris, 1880.

après avoir éprouvé de nombreux traumatismes dans cette région. Ce fut une coupure suivie d'un panaris, puis une amputation de la phalangette du pouce et plus tard d'autres coupures à cette même main par suite de coups de rasoir auxquels sa profession l'exposait.

Le sexe ne paraît pas avoir d'influence sur le développement de la paralysie agitante d'origine traumatique.

Il n'en est pas de même pour l'âge, car si nous exceptons l'enfant de douze ans signalé par Meschède, nous voyons que de tous ces paralytiques le plus jeune avait 48 ans et le plus âgé 72 ans. L'âge est donc une cause prédisposante.

Quant à l'influence du traumatisme, elle est incontestable puisque l'affection s'est développée soit au bout de quelques heures, soit dans le cours de l'évolution de la lésion traumatique et surtout par suite de ce fait important que le tremblement a toujours commencé par les régions qui ont été le siège du traumatisme, et qu'il s'y est localisé pendant un certain temps avant de se généraliser.

Mais dans les observations que nous avons examinées on se contente d'attribuer le développement de la maladie à la blessure des nerfs (contusion, piqûre, section complète ou incomplète). Vandier, cependant, ajoute qu'il y a lieu de penser que l'éclosion de la maladie de Parkinson se produit parce que le traumatisme agit sur un terrain prédisposé par l'hérédité. Le seul travail où nous voyons cette influence de l'hérédité nettement démontrée par les antécédents est la thèse de Leroux (1) qui contient huit observations de cette affection pour laquelle il déclare que l'unique cause est l'hérédité. Notre observation vient également à l'appui de cette opinion.

Obs. XI. — *Paralysie agitante traumatique; antécédents nerveux.*

(Observation prise à la consultation de M. Ch. Féré, à la Salpêtrière, le 15 mars 1886). (Personnelle.)

D... (Alexandre), 66 ans, coiffeur ambulant.

Antécédents. — A pissé au lit jusqu'à l'âge de 13 ans et cette infirmité lui a fait perdre plusieurs fois sa place de garçon coiffeur. N'a jamais eu de syphilis ni de blennorrhagie. Père buveur, mort à 73 ans, s'est marié 3 fois et a eu 23 enfants dont pas un n'est nerveux.

Cet homme est sujet au rhumatisme chronique depuis l'âge de 16 ans; il a des varices à la jambe gauche.

A l'âge de 4 ans il s'est fait une coupure au pouce gauche; panaris consécutif et amputation de la phalangette. Sur la face dorsale du poignet gauche, il porte plusieurs cicatrices superficielles de 1 centimètre de long, résultat de coups de rasoir dont le dernier remonte à un an environ. A ce niveau siège un kyste des extenseurs, gros comme une noisette.

Au mois d'août 1885, étant en route pour son commerce qui consiste a vendre des articles de parfumerie renfermés dans une boîte qu'il porte, à l'aide d'une bretelle passant sur l'épaule gauche, il fut obligé de s'arrêter, à cause de la chaleur.

Après s'être reposé quelques instants sous un arbre, il s'aperçut tout à coup que sa main gauche et ses doigts trem-

(1) Leroux. Contribution à l'étude des causes de la paralysie agitante, th. Paris, 1880, n° 261.

blaient. Ce phénomène s'était produit brusquement sans que le malade eût rien remarqué de particulier dans sa main, auparavant. Depuis le mois d'août ce tremblement persiste ; il s'arrête quand le malade appuie la pulpe de l'index sur l'extrémité de son pouce. Cet arrêt lui permet de travailler un peu.

La nuit le tremblement lui a causé de l'insomnie pendant quelque temps.

Sous l'influence de l'opium pris à la dose de 0,05 centigr. d'extrait le soir, le tremblement ne persiste plus la nuit, de sorte que le malade n'est plus tourmenté par l'insomnie.

Ce tremblement consiste dans un mouvement alternatif d'abduction et d'adduction du pouce dont l'extrémité vient frotter sur la face palmaire de la phalange de l'index qui, lui-même, est animé de mouvements alternatifs d'extension et de flexion. Ce mouvement se fait, l'index ayant toujours les deux dernières phalanges fléchies sur la première qui est en extension. Le médius a un mouvement analogue mais moindre ; le mouvement des autres doigts va en diminuant jusqu'au petit doigt.

Après un quart d'heure environ de mouvement, le malade est obligé de l'arrêter, à cause des douleurs qu'il éprouve dans le poignet ; cet arrêt s'obtient en étendant les doigts et en les accolant l'un contre l'autre, le pouce étant maintenu en abduction, ou bien en se serrant fortement le poignet avec la main droite. En fléchissant les doigts en manière de poing, il n'arrive pas à arrêter le tremblement qui toutefois diminue. Pas de tremblement au bras.

Légère oscillation de la tête.

Pas de déformation des jointures ; pas de sensation anormale de chaleur, ni d'exagération dans les réflexes tendineux. La démarche est un peu lente et incertaine. L'intelligence et la mémoire sont intactes ; il n'existe ni vertige, ni autres troubles fonctionnels du cerveau

La sensibilité est normale.

CHAPITRE IV

CHORÉE

La chorée, dont nous avons trouvé quelques cas consécutifs à un traumatisme (chute, coup sur la tête, extirpation d'une dent, accouchement) est reconnue par les auteurs comme étant presque constamment le produit de l'hérédité.

« L'influence de l'hérédité, dit Axenfeld (1), se manifeste de plusieurs manières :

1° Tantôt les ascendants ont présenté soit l'hystérie, l'épilepsie, l'aliénation mentale, des convulsions, un état nerveux, etc. ;

2° Tantôt la chorée se transmet en nature ;

3° Tantôt les ascendants étaient rhumatisants. »

Aussi pouvons-nous admettre, sans risque d'erreur, que les chorées que Bouteille, Rilliet et Barthez, ont observées après un traumatisme, se sont développées chez des enfants dont les antécédents auraient démontré la prédisposition névropathique.

Ce n'est pas ainsi que ces auteurs expliquent la production de cette névrose dans ces cas particuliers, ils cherchent, au contraire, le mécanisme de sa production dans une hypothèse. Ainsi, ils admettent

(1) Axenfeld. Des névroses, 720.

que les phénomènes choréiques sont dus à la frayeur qui a accompagné l'accident.

Quoiqu'il en soit, remarquons que ces faits ont été observés chez des enfants, c'est-à-dire à l'âge habituel du développement de la chorée ; tandis que, à un âge plus avancé, les seuls cas de chorée traumatique qu'on rencontre sont consécutifs à l'accouchement.

Voici les faits empruntés à M. Bouteille (1) :

Obs. XII. — Une jeune fille de cinq ans, dont la santé n'avait jamais été altérée tomba d'une voiture où elle voyageait avec ses parents. La visite générale qu'on fit de tout son corps ne fit reconnaître la trace d'aucune contusion sensible. Elle ne se plaignait même d'aucune douleur, ce qui confirma qu'aucune partie n'avait été lésée ; mais le moral parut plus affecté que le physique par la frayeur.

Quelques jours après, cette enfant était affectée de troubles choréiques dans les muscles des membres, de la face et de la langue.

Le même auteur (2) rapporte sous le titre de chorée céphalique, les deux faits suivants :

Obs. XIII. — Le Dr Griffith, de Philadelphie, a publié une observation d'une fille de 13 ans, affligée depuis longtemps de la danse de Saint-Guy à la suite d'une chute sur la tête.

Marie Gilet, enfant en bas-âge, fait une chute sur la tête ; deux jours après elle offre des mouvements choréiques du bras droit.

(1) Bouteille, Traité de la chorée, 1810, p. 201.
(2) Bouteille, Loc. cit., p. 201.

Rilliet et Barthez (1) ont soupçonné une seule fois que la chorée pouvait être le résultat d'une cause externe, un coup donné sur la tempe ; mais comme Bouteille ils attribuent à l'émotion les phénomènes choréiques.

Les deux exemples qui suivent contiennent comme preuve de la prédisposition certains antécédents névropathiques :

Obs. XIV. — *Chorée après extirpation dentaire chez une femme enceinte ; antécédents héréditaires.*

(*In Boston med. and surg. Journal*, février 1878, p. 175. Obs. d'Edgerby (résumée.)

Madame A...., 24 ans, Américaine, ayant déjà eu un enfant, n'a vécu avec son mari que pendant deux ans. Elle appartient à une famille de névropathes, son père auquel elle ressemble, est mort aliéné.

Enceinte pour la seconde fois depuis trois mois, il y a deux semaines se fait arracher deux dents, le lendemain tous les muscles du côté droit y compris ceux de la face furent agités de contractions spasmodiques, la parole devint confuse, entrecoupée, la malade ne pouvait ni manger, ni s'habiller seule. Au bout de quinze jours, sous l'influence de la strychnine, ces accidents disparurent. Le travail eut lieu à terme et sans accident.

L'auteur attribue le développement des phénomènes choréiques à la grossesse, sans tenir compte de l'extirpation dentaire qui a été suivie dès le lendemain de ces mouvements caractéristiques.

(1) Rilliet et Barthez. Maladies des enfants, t. II, p. 583.

Bataille.   4

Obs. XV. — *Traumatisme; chorée; antécédents.*

(Observation personnelle.)

Nous avons eu l'occasion de rencontrer, dans le service de M. Bucquoy, à l'Hôtel-Dieu, un exemple de chorée survenue à la suite d'un traumatisme sur les extrémités inférieures. L'interrogatoire nous a démontré que le sujet de cette observation a manifestement des accidents nerveux dont le plus saillant est l'incontinence d'urine. Le caractère de ses dents est aussi un élément qui permet de le considérer comme un dégénéré.

P... (Jean), 17 ans, garçon de cuisine, entré à l'Hôtel-Dieu, salle Saint-Thomas, n° 4, le 16 avril 1886. Né à Chambéry (Savoie). Père et mère bien portants. Père très excitable et se mettant facilement en colère. Trois frères et deux sœurs bien portants. A pissé au lit jusqu'à l'âge de 13 ans. Ses dents sont petites et un peu crénelées comme celles d'Hutchinson. Jamais de rhumatismes. A eu, à l'âge de 7 ans, une fièvre intermittente tierce qui le prenait à 8 heures du matin ; elle a duré deux mois et a été traitée par la quinine. Il y a un an, il fut atteint d'une pleurésie pour laquelle on le traita à l'hôpital Tenon.

Depuis trois mois employé chez un restaurateur, il marchait beaucoup pour porter les déjeuners et les dîners, restait longtemps debout dans la cuisine. Il se couchait très fatigué vers 11 heures, et se levait à 7 heures et demie, mais la fatigue était si grande, disait-il, qu'elle l'empêchait de s'endormir avant 1 ou 2 heures du matin. Le 11 avril, il fait une longue course à pied pendant laquelle il se fit une petite plaie au pied droit à cause d'un clou qui traversait la semelle. Le soir de ce même jour, après s'être assis, il fut pris, dans les jambes, de mouvements étendus qu'il ne pouvait arrêter. Quand il se mit de nouveau à marcher, il le fit en sautillant, en tournant sur lui-même, avançant ou reculant involontairement. Les jours suivants, les mouvements involontaires s'étendirent aux membres supérieurs, aux muscles de la langue et de la face. Le matin, après le repos de la nuit, ces mouvements étaient calmes, mais dans la journée, ils reprenaient bientôt avec intensité. Il lui fut donc impossible de continuer son travail et il dut entrer à l'Hôtel-Dieu.

Au bout de trois jours, le repos avait un peu calmé ces mouvements qui étaient manifestement ceux de la chorée.

On fit prendre au malade 4 gr. de bromure de potassium, puis la dose fut portée graduellement jusqu'à 8 gr. Une amélioration rapide s'ensuivit : un mois après, les mouvements étaient devenus rares ; parfois seulement quelques grimaces et un mouvement du bras. Le 4 juin, le malade sortit guéri.

La chorée, qui n'est pas une maladie fréquente pendant la grossesse, se rencontre quelquefois après l'accouchement.

Les accoucheurs ont signalé comme causes prédisposantes : la primiparité (Mosler, Barnes, Fehling, Charpentier) ; l'âge de 20 à 25 ans.

La constitution ne paraît point y prédisposer, puisque, dit M. Charpentier (1) « toutes les femmes sont signalées comme faibles, mignonnes, délicates; tantôt, au contraire, comme robustes et bien constituées ». Mais nous savons aujourd'hui que le tempérament nerveux peut se rencontrer aussi bien chez un sujet délicat que chez un sujet robuste. Par conséquent, on n'est pas fondé à considérer ces deux constitutions

---

(1) Charpentier. Traité pratique des accouchements, 1883, t. I, p. 802.

comme opposées, elles cachent quelquefois le même tempérament.

Certains auteurs comme Mosler ont noté que la chorée survenait quelquefois chez des femmes qui avaient eu des accès antérieurs. Mais aucun n'a interrogé la prédisposition névropathique qui, croyons-nous, est la véritable cause des accès choréiques de la grossesse ou de ceux qui plus rarement éclatent après l'accouchement.

Nous en donnerons comme preuve le fait suivant rapporté par M. Charpentier (1). Cet auteur le cite à titre d'exemple de chorée développée pendant les couches.

Obs. XVI. — Dans ce cas, la chorée n'apparut que 3 semaines après l'accouchement.

Dès le lendemain, cette femme multipare (4e grossesse) fut prise d'une névralgie crurale gauche, qui résista pendant 21 jours au sulfate de quinine, injections de morphine, vésicatoires, etc.

Le 22e, à la suite d'une vive contrariété, la malade fut prise d'une hémichorée gauche, des plus caractéristiques, occupant tout le côté gauche, membres supérieur et inférieur, plus accentuée dans le membre supérieur, et occupant tous les muscles de la face.

Cette chorée disparut au bout de 13 jours, et fit place à de véritables attaques d'hystérie, qui persistent depuis 3 mois, mais qui vont pourtant en diminuant. Au nombre de 2 ou 3 par jour au début, elles ne se renouvellent plus qu'une fois par jour, et sont plus faibles quoique accompagnées de sensations érotiques très nettes qui se terminent par une sécrétion abondante de la glande vulvo-vaginale.

(1) Charpentier. Loc. cit. p. 803.

Depuis le moment de leur diminution elles tendent aussi à être remplacées par une toux incessante, la toux hystérique type.

Bromure de potassium, bains de valériane, douches froides chloral, ont jusqu'à présent été absolument impuissants, il en a été de même du quinquina, de l'arséniate de fer, etc.

Ajoutons que la malade a, depuis plusieurs années, une métrite catarrhale intense et une ulcération du col, pour laquelle elle est actuellement en traitement. Enfin, pendant son enfance, elle a déjà eu une attaque de chorée, mais n'en a jamais eue à ses autres grossesses.

CHAPITRE V

ÉPILEPSIE ET ÉCLAMPSIE

L'origine traumatique de l'épilepsie a été mentionnée par Delasiauve dans son traité de l'épilepsie (1) qui contient un chapitre où l'auteur a réuni les faits relatifs à cette affection développée consécutivement à une impression physique.

Comme on va le voir, la brièveté avec laquelle ces faits sont rapportés ne comporte point une longue analyse.

Balag..., 7 ans, tombe de son lit sur le ventre : depuis cette époque, il est sujet à l'épilepsie.

Reg..., 36 ans, commence à avoir des attaques quelques jours après une chute sur le côté gauche de la tête qui était resté douloureux.

Fièv..., est épileptique depuis un accident analogue.

Fourch..., est atteint d'une blessure de la tête, la plaie se cicatrise promptement, mais il reste épileptique.

Kil..., 13 ans, fait une chute sur le ventre, il continue à ressentir de vives douleurs dans cette partie, ainsi que dans le testicule droit et devient épileptique.

Brich... attribue son mal à une chute de cheval; mais, dit Delasiauve, l'accident s'étant renouvelé dans les mêmes cir-

____

(1) Delasiauve. Traité de l'épilepsie, 1851, p. 217.

constances, on est en droit de se demander si l'accident n'aurait pas été plutôt le résultat que l'occasion de la crise.

Kil..., faisait partie d'un régiment de cavalerie, en baignant son cheval, il tombe dans la rivière. Le soir même il est pris de convulsions.

Brok..., devient épileptique après être tombé dans un puits. L'émotion morale, dit Delasiauve, a dû se joindre ici à l'ébranlement physique. L'auteur fait la même remarque à propos de Stab..., chez qui les convulsions commencèrent deux heures après avoir été retiré de l'eau.

Rey..., 20 ans; son père, en le frappant, lui aurait fait à la tête une plaie qu'il considère comme la cause des accès.

Sal..., quelque temps avant la déclaration de son mal était tombé en s'exerçant sur une corde tendue à une hauteur assez considérable.

Sor..., 56 ans; quelque temps après avoir reçu un coup de sabre sur le pariétal droit, a des étourdissements pendant plusieurs années, puis il est pris d'attaques convulsives.

Delasiauve ajoute à ses propres observations d'autres faits : l'un de Lemoine, relatif à des accès épileptiques qui surviennent un mois après une chute sur la tête, qui avait provoqué immédiatement de la douleur et un long étourdissement.

Un autre de Lallemand qui eut l'occasion de voir une plaie de la tête provoquer les attaques après sa cicatrisation.

La thèse de Maisonneuve fournit encore à Delasiauve quelques cas analogues :

1° Après une blessure du front accompagnée de suppression de règles chez une fille de 20 ans ;

2° Après une chute sous un cheval, également à l'époque des règles ;

3° Après un choc sur le front ;

4° Après un coup de corne qui avait déterminé

une fracture de côte chez un jeune homme de 23 ans;

5° Chez un enfant qui venait de fixer longtemps le soleil, dans lequel il s'imaginait voir une tête noire.

La même année (1854), Moreau (1), étudiant l'étiologie de l'épilepsie particulièrement au point de vue de l'hérédité, rapporte plusieurs faits d'épilepsie consécutive à un traumatisme. Il s'agit de contusion de la poitrine, de brûlure, de chute.

Sur les 67 cas d'épilepsie que Leuret, rapporte dans son mémoire de 1843, il s'en trouve deux où un traumatisme semble avoir été le point de départ de la névropathie ; dans le premier il s'agit d'une blessure à la tête, dans l'autre d'une fracture de jambe. Pour ce dernier, Leuret fait remarquer que le blessé fut pris d'étourdissements, puis d'une grande attaque, sans doute sous l'influence de la grande frayeur qu'il a éprouvée quand on lui apprit qu'il fallait l'amputer.

Ainsi, Delasiauve, Moreau et Leuret attribuent surtout le développement de l'épilepsie à l'ébranlement moral qu'a éprouvé l'individu. Pour eux, l'origine traumatique de l'épilepsie ne serait qu'apparente, c'est à l'ébranlement moral inséparable de l'accident qu'il faut l'attribuer. Il n'y a évidemment point là une explication satisfaisante.

De nos jours, l'influence directe du traumatisme sur le développement de l'épilepsie semble démontrée

(1) Mémoire de l'Académie de médecine, 1854, t. XVIII (Étiologie de l'épilepsie).

par l'expérimentation. M. Brown-Séquard (1) n'a-t-il pas déterminé des attaques épileptiques par des excitations périphériques pratiquées chez des cobayes dont il avait sectionné les nerfs sciatiques? Tous présentaient des convulsions musculaires, mais chez quelques-uns la perte de connaissance ne s'est pas produite. L'époque d'apparition des convulsions a varié du sixième jour au soixante-onzième jour à partir du début de l'expérimentation.

Sans contester l'intérêt de ces expériences nous devons cependant faire remarquer que chez l'homme les excitations traumatiques qui ont provoqué l'épilepsie ne peuvent être le plus souvent assimilées aux excitations que M. Brown-Séquard faisait subir à ces cobayes. Elles consistent, en effet, en des pincements répétés du plus gros tronc nerveux de l'économie préalablement sectionné.

Quoiqu'il en soit, c'est sur ces expériences qu'on s'appuie pour admettre l'influence du traumatisme et des irritations périphériques sur la production de cette névrose. Dans les faits que nous allons citer, les auteurs n'hésitent pas à attribuer le développement de l'épilepsie à l'action directe du traumatisme qui agirait en irritant les nerfs.

Ainsi Lande (2) a publié une observation d'épi-

----

(1) Arch. de physiologie, 1869-70-71 et thèse de Lachanaud, Contribution à l'histoire et au traitement de quelques affections convulsives, 1871, n° 141.

(2) Lande. In Bordeaux médical, 1881.

lepsie consécutive à la blessure du nerf médian par une balle.

Billroth (1) et Schaffer (2) en ont observé après une contusion du sciatique droit, Bernhard après une blessure du nerf médian gauche.

Des deux observations de Briand (3), l'une est relative à un jardinier âgé de 14 ans qui est pris d'attaques une année après un traumatisme qui lui avait écrasé la main gauche ; dans la seconde il s'agit d'un enfant de 8 ans qui fut pris d'accès de vertiges, dix mois après une contusion de la jambe gauche. Et dix ans plus tard il présentait les attaques du haut mal.

La thèse de Brousses (4) contient quelques autres faits consécutifs à une entorse, à une morsure de cheval, à une chute sur le siège.

M. Dumolard (5) (de Vizille) a relaté, dans un travail sur la sciatique intermittente, le fait suivant : un malade de 35 ans a eu des convulsions épileptiques sous l'influence de ces deux conditions : en 1872, des convulsions générales surviennent à la suite d'une forte contusion du doigt, en 1870, après une entorse.

A ces faits nous n'ajouterons pas ceux de Brown-Séquard qui, d'après M. Huchard (6), a pu réunir 41 cas d'épilepsie chez des individus qui avaient eu

(1) Klin. Arch. de Langenbech, 1871.
(2) Aerzte Intelligenzbl., 1871.
(3) Briand. In Gaz. des hôp., 1870, p. 153.
(4) Lyon médical, 1880, n° 22, p. 152.
(5) Brousses. Epilepsie et traumatisme, th. Paris, 1878.
(6) Axenfeld. Traité des névroses, p. 811.

une lésion traumatique ou une irritation du sciatique ou de ses ramifications et sur ce nombre il y avait 41 amputés. La raison en est que nous n'avons pu retrouver cette communication de M. Brown-Séquard à la Société de biologie bien que nous ayons fait nos recherches en suivant l'indication bibliographique du Traité d'Axenfeld.

Nous venons de voir deux périodes dans la pathogénie de l'épilepsie consécutive au traumatisme. Dans la première, antérieure aux expériences de M. Brown-Séquard, l'épilepsie se manifeste par suite de l'ébranlement moral concomitant du traumatisme.

Depuis ces expériences on ne doute plus de l'action directe du traumatisme qui agirait par irritation nerveuse, de telle sorte que dans les observations on n'écrit pas que l'épilepsie a été consécutive à une plaie de l'avant-bras ou de la cuisse, par exemple, mais on écrit, sans preuve, qu'il y a eu contusion du nerf médian ou du nerf sciatique. Mais on ne se demande pas si l'action du traumatisme est démontrée et s'il a agi sur un terrain prédisposé ou non.

Et d'abord, la majorité des observations relatent que l'épilepsie s'est déclarée après une chute sur la tête ou sur tout autre partie du corps. Comme l'on sait que l'attaque épileptique provoque souvent, par elle-même, une chute brusque, on est en droit de se demander si la chute à laquelle on attribue le développement de la névropathie n'a pas été simplement son premier effet et non sa cause. Cette considération nous oblige à rejeter tous les cas où l'épilepsie est attribuée à cette cause, et c'est le plus grand nombre.

D'autres observations, comme celles de Briand, de Brousses, nous montrent l'épilepsie se manifestant plusieurs mois, ou même un an après une contusion de la main ou du pied, ou de la tête, après une fracture de jambe.

Ces observations ne sont pas concluantes puisqu'un intervalle de temps aussi long sépare le traumatisme de la première attaque de haut mal. L'influence de l'action traumatique dans ces cas est donc tout à fait hypothétique.

Il reste donc, après toutes ces éliminations bien peu d'observations où l'épilepsie puisse être attribuée à un traumatisme. Parmi les faits rapportés par Delasiauve, nous en retiendrons deux qui sont consécutifs à une plaie de la tête. Un autre dû à Maisonneuve s'est développé après une fracture de côte produite par un coup de corne. Dans cette catégorie viennent se placer les faits de Leuret, Lande et Dumolard, faits observés après une fracture de jambe, une plaie de l'avant-bras, une entorse.

Nous ajouterons quelques autres cas que nous a communiqués M. Ch. Féré, et pour lesquels les antécédents montrent bien que c'est dans la prédisposition nerveuse du sujet que le traumatisme (plaie du nez, du pouce, contusion du dos) a trouvé ses moyens d'action.

— 61 —

Obs. XVII. — *Epilepsie après traumatisme; antécédents.*

(Consultation de M. Ch. Féré à la Salpêtrière).

Silv..., 22 ans cultivateur.

Antécédents. — Mère bien portante. Père bien portant.
Buvait dans sa jeunesse.

A deux sœurs bien portantes.

Six frères auraient eu des attaques vers 18 ans.

A été réformé.

Il y a un an, en ferrant un cheval, il a eu le pouce droit
écrasé. Trois jours après, 1re attaque. Morsure de la langue.
Depuis, a une attaque par mois.

Avant l'attaque, pendant 2 ou 3 jours, il souffre de douleurs
de tête transverso-frontales.

Epilepsie partielle. Soulèvement du tronc, contorsions de la
face et de la jambe. Perte de connaissance. Sommeil.

Obs. XVIII. — *Traumatisme; épilepsie; antécédents.*

(Observation recueillie dans le service de M. le Dr Féré.)

D. Th..., 33 ans, entré le 23 avril 1887 à Bicêtre.

Père mort à 60 ans. Mère bien portante. Deux frères et
deux sœurs plus âgés que lui, n'ont jamais rien eu.

D..., a eu des convulsions jusqu'à l'âge de 3 ou 4 ans. A
pissé tard au lit. Puis n'a rien présenté jusqu'à 25 ans, a fait
son service militaire sans aucun accident.

A cet âge, un jour qu'il était occupé à forger une roue, le
cercle est venu lui frapper le nez. Il en résulte une petite
plaie dont on voit actuellement la cicatrice.

C'est à la suite de ce traumatisme qu'il eut son premier
accès d'épilepsie.

Obs. XIX. — *Traumatisme; épilepsie; antécédents.*

(Observation recueillie dans le service de M. le Dr Ch. Féré).

Coz. L..., 42 ans, entré à Bicêtre le 13 avril 1877.

Premier accès d'épilepsie à la suite d'une chute dans un escalier, il avait alors 3 ans.

Père bien portant. Mère bien portante eut une grande peur pendant qu'elle était grosse de notre malade, est très nerveuse, irritable. Sœur bien portante.

Deux frères : l'un est mort d'une maladie de cœur, l'autre s'est suicidé à l'âge de 18 ans, il s'était engagé, s'ennuyait partout.

Obs. XX. — *Epilepsie ; traumatisme ; antécédents.*

(Observation recueillie dans le service de M. le Dr Féré.)

Fl. L..., 24 ans, entré le 23 octobre 1878 à Bicêtre.

Premier accès d'épilepsie occasionné par un coup produit par un quartier de bœuf reçu dans le dos, il y a 13 ans.

Père et mère bien portants, sœur plus jeune que le malade a eu des convulsions. Les autres frères et sœurs en ont eu également.

Fl..., fut sujet aux convulsions dans son enfance jusqu'à l'âge de 4 ans.

On constate en outre chez Fl. une pointe de hernie inguinale à gauche. Sensibilité égale des deux côtés.

Pour ce qui est des autres observations, nous ne trouvons pas qu'on ait mentionné les antécédents. Il n'est pas non plus démontré qu'on les ait recherchés, de telle sorte que nous pouvons soupçonner que ceux qui ont rencontré des épilepsies consécutives au traumatisme n'ont pas fait attention qu'ils se trouvaient en présence d'héréditaires ou de gens prédisposés par leurs antécédents personnels. Il va sans dire que nous avons toujours en vue ces cas d'épilepsie consécutive à des blessures produites dans d'autres circonstances qu'une chute. Les cas soi-disant consécutifs à une chute sur la tête ou sur toute autre région du corps ne sont nullement démonstratifs, puisque l'observateur se trouve, pour ainsi dire, toujours dans l'impossibilité de s'assurer si la chute est réellement accidentelle et non le résultat d'un premier vertige épileptique,

Donc, nous pensons que l'épilepsie que l'on constate à la suite d'un traumatisme est souvent la conséquence d'une prédisposition nerveuse. On en trouvera la preuve dans les antécédents personnels ou héréditaires. Cela signifie-t-il que nous réjetons toute observation d'épilepsie traumatique? Évidemment non, les cas dont nous nous occupons ne peuvent être confondus avec l'épilepsie produite par une lésion traumatique de l'écorce cérébrale, telle que l'enfoncement de la paroi crânienne.

La recherche des antécédents, sur laquelle nous insistons a, on le devine, une importance non seulement nosologique, mais elle est aussi d'un grand intérêt pratique.

En effet, s'il est démontré qu'un individu est réellement devenu épileptique par le fait d'un traumatisme il n'a pu transmettre antérieurement aucune tare névropathique.

Au point de vue de la responsabilité civile, la notion de l'origine traumatique de l'épilepsie conduit à considérer cette affection, comme une complication déterminée exclusivement par le traumatisme. C'est là une conclusion trop absolue, car il faut tenir compte du rôle important de la prédisposition personnelle ou de l'hérédité névropathique.

Tous les auteurs, il est vrai, n'admettent pas que l'épilepsie soit héréditaire (Tissot, Delasiauve, Leuret, Maisonneuve, Louis, Beau, Gintrac, Morel, Valleix). C'est la conclusion à laquelle ils ont été amenés parce qu'ils ont recherché seulement si l'épilepsie était transmissible; au contraire les faits d'hérédité paraissent nombreux, si l'on envisage les affections nerveuses quelconques des parents comme susceptibles de créer chez les descendants une prédisposition à l'épilepsie. Cette affection est donc le résultat d'une névropathie quelconque qu'on retrouve chez les ascendants (Boerhaave, Hoffmann, Esquirol, Georget, Moreau (de Tours), A. Voisin, Ach. Foville, Echeverria). Sur 95 épileptiques M. Voisin a noté 12 fois chez les ascendants des signes d'alcoolisme et 41 fois des antécédents névrosiques (chorée, hystérie, etc.).

On lit encore dans le traité d'Axenfeld :

« L'hérédité directe ou indirecte de l'épilepsie semble démontrée par les faits cliniques et même par l'expérimentation, car Brown-Séquard a prouvé que les cobayes rendus épileptiques expérimentalement pouvaient donner naissance à des épileptiques. »

La conformation du crâne devra être également

examinée à côté des antécédents d'ordre névropathique, car, dit M. Lasègue : « L'épilepsie n'est pas
une maladie, mais une infirmité qui n'est acquise
que par deux possibilités : par traumatisme produisant des lésions permanentes ou par malformation
spontanée. »

Nous nous trouvons ainsi amené à conclure par ce
qui précède que, en dehors de l'épilepsie produite
directement par une malformation crânienne accidentelle, cette affection est la conséquence d'une prédisposition personnelle ou héréditaire qui réduit le
traumatisme au rôle de cause occasionnelle.

L'épilepsie comme l'éclampsie peut se manifester
pendant le travail de l'accouchement.

« L'accouchement, dit Delasiauve (1), et ses suites
sont parfois, de même que la menstruation ou la
grossesse, l'occasion de crises épileptiques ; ce qui se
conçoit, lorsqu'on songe aux efforts qu'entraîne une
parturition longue et douloureuse. »

Et comme pour expliquer ces faits cliniques, il
ajoute : « Chacun sait combien est fréquente dans cet
état (celui de la femme nouvellement accouchée) la
manie puerpérale ; on ne saurait s'étonner que l'épilepsie y prenne également naissance. »

Puis il cite les auteurs qui ont observé des attaques
d'épilepsie pendant ou après le travail de l'accouchement.

Tissot (2) en signale deux cas, dans le premier il

____

(1) Traité de l'épilepsie, p. 231.
(2) Traité de l'épilepsie.

est dit que la femme eut trois attaques qui ne reparurent plus, l'accouchement terminé; chez une autre femme la crise convulsive fut mortelle.

Pereboom cite le cas de sa propre femme, soumise, pendant l'enfantement, à des accès très intenses.

Huit observations de Mauriceau offrent également des particularités analogues.

L'épilepsie se manifestant pendant l'accouchement ne constituait donc pas un fait rare, d'après les anciens auteurs.

Éclampsie puerpérale. — De nos jours, l'opinion n'est plus la même, on considère les attaques épileptiques chez une femme en travail comme excessivement rares. La grande fréquence de l'albuminurie chez les parturientes qui ont des attaques convulsives a donné naissance à l'opinion presque absolue que les attaques ne tiennent pas à l'épilepsie, mais à une affection distincte, l'éclampsie, qui, aussi bien chez les enfants atteints de scarlatine que chez les parturientes, est une conséquence de l'albuminurie.

Mais, pour accepter cette conclusion, il faut ne pas tenir compte de ces faits contradictoires, à savoir que toutes les albuminuriques ne sont pas éclamptiques et que toutes les éclamptiques ne sont pas albuminuriques.

Aussi, l'opinion de Dubois (1) est-elle, suivant nous, l'expression de la vérité, quand il disait que

(1) Charpentier. Traité prat. des accouch., t. I, p. 700.

« l'éclampsie et l'albuminurie peuvent bien être le résultat de la même lésion qui cause la maladie nerveuse ».

En attribuant l'éclampsie à l'albuminurie, on a complètement renoncé à l'opinion des anciens auteurs qui admettaient que l'éclampsie, soit puerpérale, soit infantile, était une névrose analogue à l'épilepsie ou à l'hystérie. Et la preuve en est qu'en présence d'un cas d'éclampsie « on ne se demande pas, dit M. Ch. Féré (1), si le sujet est un névropathe prédisposé aux réactions cérébro-spinales, on explique tout par une soi-disant action spécifique du sang altéré (urémie, ammoniémie, urinémie, etc.) sur le système nerveux central. Pourtant les formes cliniques si diverses de l'urémie dans les affections rénales devraient faire soupçonner que si tous les sujets ne réagissent pas de la même manière, sous l'influence de la même altération du sang, ce ne peut être qu'en raison de prédispositions organiques spéciales ».

Comme le fait remarquer M. Ch. Féré, on n'hésite guère à rattacher l'origine de l'éclampsie et des convulsions infantiles à un état nerveux natif. Mais s'il s'agit de l'éclampsie des adolescents ou des adultes, de l'éclampsie scarlatineuse ou de la puerpérale les auteurs ne s'inquiétant que de l'albuminurie, ils ont omis, dit Féré, les trois questions suivantes :

1º Quels sont les antécédents héréditaires et personnels ?

____

(1) Éclampsie et épilepsie. In Arch. de neurol., nº 22.

2° Quel est le sort des éclamptiques ?

3° Quel est le sort de leur descendance ?

C'est dans le but de démontrer l'intérêt nosologique de ces différentes questions que l'auteur a écrit ce travail auquel nous emprunterons les faits relatifs à l'éclampsie qui se manifeste en conséquence du traumatisme de l'accouchement. Les antécédents qu'on y trouve témoignent du rôle de la prédisposition névropathique. On voit également par ces observations que l'éclampsie n'est point toujours le dernier acte d'une même affection constitutionnelle, mais qu'elle peut être suivie d'autres accidents de même nature chez le même malade et partant dans sa descendance.

Avant d'exposer les faits, il est juste de dire, comme le fait observer M. Ch. Féré, que certains cliniciens avaient soupçonné l'influence de la prédisposition névropathique.

C'est ainsi que Miquel (1) admet l'existence d'une susceptibilité du cerveau. Et Trousseau (2) s'exprime ainsi : « Il est certain que la susceptibilité nerveuse qui, chez certaines femmes, a pu se traduire dans l'enfance par des accidents convulsifs, plus tard par phénomènes hystériques ou par des troubles plus ou moins bizarres de l'innervation, il est certain, dis-je, que cette sensibilité nerveuse est une cause prédis-

(1) Miquel, Traité des convulsions chez les femmes enceintes, 1824, p. 10.

(2) Trousseau. Clinique médicale, 4ᵉ édit., t. II, p. 107.

posante dont la connaissance pourra préoccuper l'esprit du médecin ». Toutefois, il range cette cause entre la primiparité et l'albuminurie, c'est-à-dire qu'il ne lui accorde point le rôle de cause primordiale.

Handfield Jones (1) croit à une prédisposition indéterminée chez les éclamptiques.

Barnes (2) émet l'opinion que s'il existe une prédisposition névropathique, héréditaire ou acquise, c'est une condition particulièrement favorable au développement de l'éclampsie.

Obs. XOI. — *Hérédité névropathique; scarlatine, attaque convulsive; vertiges; éclampsie puerpérale.*
(Observation rapportée par M. Féré (3).)

Mme M. de L... 24 ans.

Antécédents héréditaires.. — Mère atteinte d'eczéma. Un oncle maternel ayant vu à l'âge de 17 ans, un individu pendu dans un bois, eût une grande frayeur à la suite de laquelle il eût des attaques nerveuses et il mourut quelque temps après d'une affection cérébrale. Un cousin germain de la ligne maternelle est né chétif presque idiot, et est sujet aux attaques d'épilepsie. Un grand oncle maternel ayant cru étouffer dans un accident de voiture, eut pendant trois ans des crises nerveuses dont il guérit, et aucun de ses enfants n'éprouve de troubles nerveux.

(1) Handfield Jones. Studies on functional nervous disorders. London, 1870, p. 320.

(2) Barnes. An address on pregnancy regarded as one experiment illustrating general pathology. Brit. med. Journal, 1870, t. II, p. 737.

(3) Arch. de neurologie, n° 22.

La malade a eu la scarlatine à l'âge de 6 ans. Pendant sa convalescence, elle eut une crise convulsive (on ne sait pas si elle a été enflée ni si elle eut alors de l'albumine dans l'urine). Jusqu'à 18 ans époque à laquelle la menstruation s'établit elle n'offrit aucun accident nerveux. A partir de ce moment jusqu'à 21 ans, elle fut sujette à de violents maux de tête, s'accompagnant de saignements de nez. Vers 21 ans, elle eut une faiblesse à l'école de natation; l'année suivante elle en eut une autre avec quelques légers mouvements nerveux (?) Vers l'époque de son mariage à 24 ans, elle éprouvait presque tous les mois des troubles nerveux légers, caractérisés par du clignotement, des mouvements inconscients de la tête, des bras et des pouces. Constipation, pertes blanches, irrégularité des menstrues.

Elle se maria le 21 mai 1881, et devint immédiatement enceinte. Une quinzaine de jours après, elle eut une première attaque épileptique et elle en eut deux autres le mois suivent. Elle accoucha prématurément à huit mois. Deux mois après, crise épileptique. Autre crise deux mois plus tard.

Le 18 octobre 1882. Fausse couche de deux mois. Le cinquième jour, trois attaques d'épilepsie dans l'espace de quinze heures.

Le 17 novembre 1882. Depuis la dernière crise, elle a assez souvent des vertiges, soit le matin en se levant, soit à propos de changements de température. La mémoire semble s'affaiblir. D'après la description du mari les crises sont très caractéristiques : cri initial, pâleur de la face, rotation de la tête à droite, convulsions toniques et cloniques, miction involontaire inconsciente; sommeil profond suivi de violents maux de tête. Ce qu'il appelle vertige répond plutôt à des accès incomplets. Ils seraient précédés d'idées noires, d'une sorte de sensations d'étouffement; puis la malade perd connaissance, laisse tomber ce qu'elle tient à la main et enfin s'assoupit pour quelques minutes.

Obs. XXII. — *Hérédité; nervosisme et longévité; éclampsie puerpérale, épilepsie, recrudescence à la ménopause.*

(Observation de M. Féré (1).)

Mme P... 60 ans. La mère, qui a aujourd'hui 97 ans, est très alerte, a eu autrefois des attaques de nerfs « effrayantes », probablement hystériques qui ont disparu à la ménopause; elle a souffert de rhumatisme subaigu. On n'avoue pas d'autres antécédents nerveux dans la famille.

La malade qui a eu quelques douleurs dites de croissance n'a jamais eu de troubles nerveux, ni d'autre maladie jusqu'à l'âge de 26 ans.

A cette époque elle accoucha de son cinquième enfant. Le travail s'accompagne d'attaques éclamptiques très intenses. Elle n'avait rien eu d'analogue à ses autres accouchements. A partir de ce moment, elle eut de temps en temps des vertiges. Elle perdait connaissance un instant, restant en suspens, mais sans mouvements convulsifs d'aucune sorte, elle reste les yeux fixes et très pâle; cela dure quelques secondes.

L'année suivante elle accoucha de nouveau et fut de nouveau atteinte d'éclampsie. Depuis cette époque elle a continué à avoir des vertiges, auxquels se sont ajoutées de grandes attaques convulsives qui étaient caractérisées par un cri initial, la perte de connaissance, la pâleur de la face, des convulsions toniques et cloniques, pas de morsures de la langue ni d'émissions involontaires d'urine.

En 1881 la malade avait 56 ans et souffrait de divers troubles liés à la ménopause, quand elle fut prise à la fin de janvier de plusieurs crises convulsives qui survinrent coup sur coup avec une très grande intensité. Ces attaques cessèrent et, sous l'influence du bromure de potassium prescrit par

(1) Arch. de neurologie, n° 22.

M. Charcot, elles ne se sont point reproduites depuis, mais elle a toujours des vertiges (3 octobre 1883).

Obs. XXIII. — *Éclampsie après accouchement. Antécédents.*
(Consultation de M. Ch. Féré à la Salpêtrière.)

Mme Bosm. . 30 ans; a marché à 15 mois; terreurs nocturnes; réglée à 11 ans; mariée à 19 ans; à 20 ans 1er accouchement, éclampsie à 21 ans 2e accouchement, éclampsie; à 25 ans, 3e accouchement.

CHAPITRE VI

HYSTÉRIE CONVULSIVE

La forme convulsive de l'hystérie apparaissant pour la première fois à la suite d'un traumatisme, a été signalée par Briquet (1), Landouzy (2), Brown-Séquard (3).

Ces auteurs rapportent qu'ils ont vu une contusion, une piqûre devenir, chez une jeune fille, le point de départ de l'hystérie avec attaques convulsives. Plus récemment, Villeneuve (4), Valude (5), Michaux (6), ont publié quelques cas analogues qui se sont produits à la suite de traumatismes opératoires (extirpation d'un kyste du sourcil, d'un kyste de l'abdomen, énucléation, cautérisation du prépuce), mais ils les attribuent à l'influence de la chloroformisation qu'on avait pratiquée pendant l'opération.

Il va sans dire que la prédisposition est seule ca-

(1) Briquet. Traité de l'hystérie. Paris, 1859.

(2) Landouzy. Traité de l'hystérie, p. 391.

(3) Brown-Séquard. Diseases of nerves, in Holm's system of surgery, vol. III, 1862.

(4) Communication à la Société de chirurgie. Rapport de M. Terrier, séance du 5 décembre 1883.

(5) Annales de neurologie, 1885.

(6) Michaux. Éveil d'un état constitutionnel (hystérie) à la suite de l'anesthésie par le chloroforme. Th., 1886.

pable de nous faire comprendre le développement de ces attaques d'hystérie survenues à la suite de ces différentes lésions traumatiques, mais il ne serait pas sans intérêt de savoir quels phénomènes nerveux ont offert ces malades avant le traumatisme qui a provoqué l'éclosion de l'hystérie convulsive.

Dans ses leçons sur l'hystérie chez l'homme, M. Charcot relate l'histoire d'un individu qui commença à présenter tous les phénomènes de l'hystéro-épilepsie après avoir fait une chute dans laquelle il s'était blessé légèrement la main. On va voir que les antécédents ne manquent point pour démontrer qu'en réalité le traumatisme a agi sur une névropathe. Cette observation montre également que la grande hystérie peut se rencontrer chez l'homme avec les mêmes caractères que chez la femme.

Obs. XXIV. — Antécédents nerveux, traumatisme,
hystéro-épilepsie.

(Observation de M. Charcot.)

Le nommé Rig... (1) garçon de magasin, 44 ans, est entré à la Salpêtrière le 12 mai 1881. C'est un homme grand, fort, bien musclé. Il a été autrefois tonnelier et supportait sans peine un travail fatiguant.

Antécédents héréditaires. Son père a 70 ans, vit encore. De 38 à 44 ans, par suite de chagrins et de pertes d'argent, a souffert d'attaques de nerfs. Sa mère est morte à 65 ans, asthmatique. Le grand oncle de la mère était épileptique et est mort des suites d'une chute dans le feu survenue dans un accès. Les deux filles de cet oncle étaient également épileptiques.

Prig... a eu 7 frères et sœurs qui ne présentent pas de maladies nerveuses, quatre sont morts; parmi les trois restants, une sœur est asthmatique.

Lui-même a eu neuf enfants dont quatre sont morts en bas âge. Des cinq qui vivent encore, une fille de 15 ans a des crises de nerfs, une autre âgée de 10 ans a des attaques d'hystéro-épilepsie. Une autre fille est faible d'intelligence. Enfin deux garçons ne présentent rien à noter.

Antécédents personnels. A 10 et à 20 ans, le malade a été atteint de rhumatisme articulaire aigu, sans lésions du cœur.

La dernière attaque a duré six mois. Étant enfant il était peureux, le sommeil était troublé par des rêves et des cauchemars. En outre, il était somnambule, se levait la nuit, travaillait et le lendemain matin était fort étonné de trouver son ouvrage fait. Cet état dure de 12 à 15 ans. S'est marié à 28 ans. Ni syphilis, ni alcoolisme bien que le malade ait été tonnelier. Arrivé à Paris, à l'âge de 32 ans, a travaillé d'abord chez son père, puis comme garçon de magasin dans une usine d'épuration d'huile.

En 1876 à 32 ans, il lui est arrivé un premier accident. Il se coupa assez profondément avec un rasoir qu'il affilait sur la face antérieure de son avant-bras. Une veine fut sectionnée; le malade tomba par terre privé de sentiment et de mouvement. Il reste deux mois profondément anémié, pâle et sans pouvoir travailler.

En 1882. Il descendait en cave une pièce de vin, la corde qui soutenait le tonneau rompit et l'aurait écrasé s'il n'eût eu le temps de se jeter de côté. Il ne put éviter une légère blessure à la main gauche. Malgré la peur qu'il éprouva il put aider à remonter le tonneau. Mais cinq minutes après il eut une perte de connaissance qui dura vingt minutes. En revenant à lui, on fut obligé de le ramener en voiture, tant les jambes étaient faibles. Pendant deux jours, il ne put travailler. Son sommeil était troublé par des visions effrayantes, et interrompus par des cris : « à moi... je suis tué...! » Il revoyait en rêve la scène de la cave.

Il avait néanmoins repris son travail, lorsque dix jours après l'accident, au milieu de la nuit, il eut sa première attaque d'hystéro-épilepsie. Depuis cette époque, les attaques revinrent à peu près régulièrement tous les deux mois et souvent dans l'intervalle, pendant la nuit, soit au moment du premier sommeil, soit au réveil, il était profondément troublé par des visions d'animaux féroces.

Autrefois au sortir de ces crises, il se rappelait ce qu'il avait rêvé pendant l'attaque, phénomène qui n'existe plus aujourd'hui. Il était dans une forêt, poursuivi par des brigands ou des animaux, ou bien il voyait des fûts qui roulaient sur lui et menaçaient de l'écraser. Jamais ni pendant les attaques, ni dans l'intervalle, il n'a eu de rêves ou d'hallucinations d'un caractère gai ou agréable.

A cette époque il alla consulter à Sainte-Anne. On lui prescrivit du bromure de potassium. Cette médication n'a jamais eu la moindre influence sur les attaques bien que le médicament ait été absorbé d'une façon continu jusqu'à saturation.

C'est dans ces conditions que Rig... a été admis à la Salpêtrière. A son entrée nous constatons l'état suivant :

Le malade est pâle, anémique, il a peu d'appétit, surtout pour la viande à laquelle il préfère les mets acides. En somme, l'état général est assez peu satisfaisant. Les stigmates hystériques sont chez lui très nets. Ils consistent en une hémianesthésie double, en plaques, d'une très grande étendue, pour la douleur (pincement, piqûre), et pour le froid. L'anesthésie sensorielle n'existe, en général, qu'à un très faible degré. Le goût, l'odorat sont normaux. L'ouïe cependant est obnubilée surtout à gauche; le malade n'entend pas mieux quand on applique sur le crâne l'objet sonore. Pour ce qui concerne la vision les symptômes sont beaucoup plus nets. Il présente en effet des deux côtés un rétrécissement notable du champ visuel plus accentué cependant à droite. Il distingue toutes les couleurs mais le champ visuel du bleu s'est rétréci plus que celui du rouge, et est passé en dedans de ce dernier ; phénomène, quand il se rencontre, tout à fait caractéristique du champ visuel des hystériques. Enfin pour en finir avec les stigmates permanents, il existe chez Rig... deux points hétérogènes, l'un cutané siégeant au-dessus des fausses côtes droites, l'autre plus profond au niveau du creux poplité du côté droit, point où le malade porte un kyste extrêmement douloureux spontanément. Il n'existe pas chez R... de point testiculaire. La pression exercée sur les points spasmogènes, soit accidentellement, soit volontairement, fait naître chez le malade tous les phénomènes de l'aura hystérique : douleur précordiale constriction du cou avec sensation de boule, sifflement dans les oreilles, et battements dans les tempes.

Dans l'état mental de Rig... aujourd'hui comme par le passé c'est toujours, l'anxiété, la peur, la tristesse qui dominent. Il ne peut dormir dans l'obscurité ; en plein jour il n'aime pas à se trouver seul ; il est d'une excessive sensibilité et il ressent une grande frayeur à la vue, ou au souvenir de certains animaux tels que rats, souris, crapauds qu'il revoit d'ailleurs souvent dans ses cauchemars affreux, ou dans de fréquentes hallucinations hypnagogiques. Il est toujours triste : je m'ennuie de moi même, dit-il. » Chez lui une certaine mobilité d'esprit se traduit par ce fait, qu'il ne peut s'attacher à rien et qu'il entreprend et abandonne, avec la même facilité cinq ou six ouvrages à la fois. Il est intelligent et relativement assez instruit. Il est d'ailleurs d'un caractère doux et totalement dénué de mauvais instincts.

Les attaques sont spontanées ou provoquées. Elles débutent toujours par une vive sensation de brûlure au niveau des points spasmogènes, à laquelle succèdent d'abord la douleur épigastrique, puis la sensation de constriction du cou et de boule, enfin l'aura céphalique consistant en sifflements dans les oreilles et battements dans les tempes. A ce moment le malade perd connaissance, et l'attaque proprement dite commence. Elle est divisée en quatre périodes bien nettes et bien séparées. Dans la première le malade esquisse quelques convulsions épileptiformes. Puis vient la période des grands mouvements de salutation, d'une violence extrême, interrompus de temps en temps par un arc de cercle absolument caractéristique se dessinant tantôt en avant (emprosthotonos), tantôt en arrière (opisthotonos) les pieds et la tête touchant alors seuls le lit et le corps faisant le pont. Pendant ce temps, le malade pousse des cris sauvages. Puis vient la troisième période dite des attitudes passionnelles, pendant laquelle il prononce des paroles et pousse des cris en rapport avec le délire sombre, et les visions terrifiantes qui le poursuivent. Tantôt c'est la forêt, les loups, des animaux affreux; tantôt c'est la cave, l'escalier, le tonneau qui roule. Il reprend enfin connaissance, reconnaît les personnes qui l'entourent et les nomme; mais le délire et les hallucinations persistent cependant pendant quelque temps encore. Il cherche autour de lui et sous son lit les bêtes noires qui le menacent. Il examine ses bras pensant y trouver des morsures d'animaux qu'il croit avoir senties. Puis il revient à lui, l'attaque est terminée, mais pour reprendre le plus souvent, quelques instants plus tard, jusqu'à ce que, après trois ou quatre attaques successives, le malade ait retrouvé enfin complètement l'état normal. Jamais, pendant le cours de ces crises, il ne s'est mordu la langue, jamais il n'a uriné dans son lit.

L'accouchement peut aussi provoquer l'apparition de l'hystérie convulsive :

Obs. XXV. — *Crises convulsives d'hystérie accouchement; antécédents.*

(Consultation de M. Ch. Féré à la Salpêtrière.)

Mme Bon..., 20 ans.

Antécédents héréditaires : père mort à 30 ans, phthisique. Mère bien portante.

Deux frères non nerveux.

Antécédents personnels : A marché à 3 ans. A parlé à 2 ans. A eu des convulsions vers 2 ans et demi. Terreurs nocturnes persistantes. Scarlatine à 9 ans. Délire.

Réglée à 15 ans. Mariée à 21 ans, 11 mois après, elle accouche d'un enfant qui est pris de convulsions. Elle-même a des crises après son accouchement. Elles prenaient après avoir mangé. Douleurs dans l'aine jusqu'au genou droit. Trémulation, durée 20 minutes à une heure.

A perdu 55 fois connaissance.

Crises tous les jours à chaque repas pendant six mois.

La guérison s'obtient au bout de 18 mois.

Puis retour des crises pendant deux mois. Nouvelle guérison jusqu'à il y a un mois environ.

A la suite du repas, douleur sur la face interne de la cuisse droite.

Toujours endolorissement de la cuisse. Ovarie droite.

Point douloureux latéro-mammaire. Crises de pleurs, d'étouffements.

Peut-être est-ce encore à l'hystérie qu'il faut rapporter les convulsions cloniques que Bumke (1) a observées chez un soldat qui avait été blessé au genou pendant la guerre de 1870.

(1) Bumke, in Centralblatt für Chirurgie, 1873.

CHAPITRE VII

CONTRACTURES HYSTÉRO-TRAUMATIQUES

On sait que la contracture musculaire étendue à tout un membre ou limitée à un groupe musculaire peut être une des manifestations locales de l'hystérie. Il est surtout intéressant de savoir que ce phénomène névropathique qui est souvent la première manifestation de cet état pathologique a été observé après le traumatisme.

Brodie (1) écrit, en effet : « Il n'est pas rare de voir une jeune femme, dont le doigt a été piqué ou pincé, se plaindre peu après le petit accident d'une douleur qui, des doigts, s'étend par en haut sur la main et l'avant-bras. La douleur sera probablement compliquée d'une action convulsive des muscles du bras ou encore d'une contracture continue des muscles fléchisseurs ou de la partie antérieure du bras, de telle sorte que l'avant-bras sera tenu courbé d'une façon permanente, au moins tant que la malade restera éveillée, car le spasme est généralement relâché pendant le sommeil ».

Il raconte aussi qu'une jeune fille, à la suite d'une piqûre de l'index par la pointe de ciseaux, ressentit une vive dou-

____

(1) Brodie. Loc cit.

leur le long du médian. Le lendemain une contracture musculaire lui fixait l'avant-bras à angle droit sur le bras. En
outre, elle fut atteinte de spasmes musculaires violents dans
la main et l'avant-bras, de nausées, de vomissements, pendant deux jours. Puis la contraction s'étendit aux autres
membres, il y eut même des frissons. Au bout de deux ans la
guérison eut lieu spontanément. Pendant la durée de ces phénomènes, une intervention chirurgicale qu'on avait tentée,
eut plutôt pour effet d'aggraver le mal, ajoute Brodie.

M. Charcot (1) qui a également attiré l'attention
sur la contracture hystérique, signale la banalité de
la lésion traumatique qui la provoque. Les quelques
faits qu'il a observés aux membres supérieurs sont
consécutifs, comme ceux de Brodie, à une plaie de
la main, des doigts, à une simple contusion. Il a démontré que cette contracture tenait uniquement aux
muscles, que tous les muscles, fléchisseurs comme
extenseurs, étaient pris, mais que l'action des premiers était prédominante. Contrairement à Brodie,
M. Charcot soutient que la contracture hystérique
persiste pendant le sommeil. Le sommeil chloroformique, la faisant céder temporairement, devient
ainsi un moyen de diagnostic, puisqu'il n'a pas d'action sur les contractions qui succèdent aux scléroses
des cordons latéraux de la moelle.

Nul doute pour Brodie et pour M. Charcot que le
traumatisme dans ces cas n'a qu'un rôle de cause
occasionnelle. La contracture relève avant tout de
l'état constitutionnel du sujet.

(1) Charcot. Loc. cit., t. III.

Bataille.   6

Voici une observation de M. Charcot où il est intéressant de noter les antécédents de la malade :

Obs. XXVI. — *Contracture hystéro-traumatique du membre supérieur ; antécédents.*

(Charcot. Mal. du syst. nerv., t. III, p. 08 et Progr. méd. N° 1 (1883), obs. résumée.)

Jeune fille de 16 ans dont le père est mort à l'asile d'aliénés d'Orléans où il était entré pour une paralysie générale progressive ; frère idiot. Elle n'avait aucun antécédent hystérique, ni boule, ni spasmes, ni convulsions. Elle se fit il y a un an en cassant un carreau, une plaie insignifiante sur le dos de la main gauche, au niveau du deuxième métacarpien ; cette plaie se cicatrisa en quatre ou cinq jours, mais en même temps il se produisait une déformation de la main, représentant une main bot. Les premières phalanges sont fléchies sur le métacarpe, les autres phalanges ne présentent qu'un léger degré de flexion.

Les doigts ainsi fléchis dans leur ensemble, sont serrés les uns contre les autres, ils forment une sorte de cône dont le sommet répond à l'extrémité des phalanges ; le pouce est fortement appliqué contre l'indicateur. Cette contracture est permanente, elle persiste pendant le sommeil. L'articulation du poignet et celle du coude sont libres. On constate en même temps à défaut d'attaques une ovarie gauche, une hémianesthésie du même côté.

Les leçons de M. Charcot contiennent encore ces deux autres observations de contracture hystéro-traumatique. Elles sont relatives à des malades qui, d'après l'enquête qui a été faite, ont un passé indemne de tout accident névropathique. Or, nous allons voir que ce ne sont pas des exemples absolument démonstratifs de contracture hystérique.

Obs. XXVII. — Dans le premier cas (1) il s'agit d'un homme robuste, un forgeron âgé de 34 ans, chez lequel on ne trouve aucun antécédent héréditaire ou personnel, d'ordre névropathique, et qui offre une contracture consécutive à une brûlure. Cette brûlure qui avait atteint la main et l'avant-bras était peu profonde, en six semaines elle avait guéri. C'est à ce moment seulement que la contracture se déclare. Il existe donc un long intervalle entre le début du traumatisme et le début de la contracture hystérique. En outre, chez cet homme, la greffe interosseuse s'établit lentement, graduellement, puis elle est suivie de l'application du pouce contre les autres doigts et enfin de la flexion du poignet avec précaution.

La résistance de cette contracture à l'application de l'aimant, puis des douleurs extrêmement vives se montrent dans le bras et l'avant-bras, dues autant à la contracture qu'à la pénétration des ongles dans la paume de la main, font que le malade réclame une opération. M. Charcot a recours à l'élongation du nerf médian qui est pratiquée par M. Terrillon.

Quelques heures après cette opération pratiquée pendant le sommeil chloroformique, on constate que la contracture a à peu près complètement disparu, mais les doigts ne peuvent être complètement étendus. Les premières phalanges restent un peu fléchies par suite d'une rétraction fibreuse. Au lieu d'une contracture on a obtenu une parésie musculaire.

Pendant le cours de ces accidents, on a constaté chez cet homme une hémianalgésie gauche avec obnubilation du goût, de l'ouïe, de l'odorat du même côté, ainsi qu'un rétrécissement visuel plus marqué à gauche. C'est d'après ces signes que M. Charcot range ce fait dans la classe des contractures hystéro-traumatiques.

Nous croyons devoir signaler que cette opinion a

(1) Charcot. Maladies du système nerveux, t. III, p. 117 et Progrès médical, 6 Janv. 1883.

contre elle : 1° l'absence d'antécédents névropathiques ; 2° le long intervalle qui sépare le traumatisme du début de la contracture ; 3° l'envahissement graduel des muscles ; 4° la tendance progressive de la douleur et de la contracture à l'aggravation.

Les mêmes objections s'appliquent au fait suivant (1) :

Obs. XXIII. — Un homme vigoureux, âgé de 30 ans, n'offrant rien de particulier dans ses antécédents héréditaires et personnels, est renversé et se fracture l'avant-bras droit.

Les jours suivants son bras était comme mort depuis l'épaule jusqu'au bout des doigts, il ne le sentait pas et ne pouvait faire aucun mouvement. Pour M. Charcot cette paralysie est certainement de nature hystérique. Pendant quinze jours l'avant-bras fut placé dans une gouttière et recouvert de compresses phéniquées et de cataplasmes. Puis un appareil plâtré fut appliqué, on le laissa 45 jours.

C'est au moment où il fut enlevé qu'on constate que le membre est contracturé, le coude et les doigts sont dans la flexion. Grâce à la chloroformisation, on s'assure qu'il n'existe aucune lésion articulaire, ni rétraction fibreuse. Cela se passait à l'hôpital Saint-Antoine.

Au moment où M. Charcot voit cet homme, il constate que le membre est fléchi à angle obtus, au niveau du coude, et que les doigts fléchis sur la paume de la main sont serrés les uns contre les autres et offrent une tendance marquée à se recouvrir mutuellement, tandis que le pouce est porté vers l'axe de la main. Les mouvements volontaires sont, pour ainsi dire nuls, les réflexes tendineux sont manifestement exagérés, les mouvements passifs extrèmement limités.

On constate un peu d'atrophie du membre, mais les réactions électriques sont normales.

(1) Charcot. Maladies du système nerveux, p. 398.

M. Charcot attribue cette contracture à l'hystérie, parce qu'il y a : 1° rigidité spasmodique à la fois sur les groupes musculaires extenseur et fléchisseur, 2° exagération des réflexes tendineux, avec trépidation épileptoïde, 3° résolution de la contracture pendant le sommeil chloroformique, 4° une hémianalgésie avec obnubilation assez marquée de l'ouïe, de l'odorat et du goût, en même temps qu'un rétrécissement très manifeste du champ visuel. En outre, parfois, il se produit dans le membre contracturé une sensation d'aura qui remonte vers le pharynx et y produit un sentiment d'étouffement. Plusieurs fois cette attaque esquissée a été suivie d'une aphonie qui a persisté pendant plusieurs jours.

Mais plus tard ce malade sort de la Salpêtrière, traité par la méthode du Dr Burcq, au moyen de plaques et d'anneaux de cuivre appliqués sur la main et les doigts ; quand il revient, on constate que l'hémianesthésie générale et sensorielle constatée du côté gauche a disparu ainsi que les esquisses de crise nerveuse qu'il avait antérieurement présentées.

Mais la contracture bien qu'ayant diminué est encore profondément marquée. Il s'est produit une rétraction fibreuse, car le sommeil chloroformique ne la fait plus disparaître.

Il va sans dire que si nous hésitons à considérer les deux faits précédents comme rentrant dans la catégorie de la contracture hystéro-traumatique, ce n'est nullement parce que nous contestons l'existence de l'hystérie chez l'homme. La démonstration de l'hystérie mâle repose sur l'observation de nombreux cas rapportés par Briquet, Ollivier, Klein (1), Charcot (2).

(1) Klein. De l'hystérie chez l'homme. Th. Paris, 1880.
(2) Charcot. Loc. cit., t. III, p. 80.

Examinons maintenant les contractures hystéro-traumatiques au membre inférieur.

C'est après avoir observé deux cas d'arthralgie, l'une du genou, l'autre du poignet développés chez des jeunes filles, que Brodie a reconnu l'existence de cette forme d'hystérie. Ces deux arthralgies avaient disparu à la suite d'attaques convulsives. Il a rencontré souvent des cas analogues, mais sans en reconnaître, dit-il, la véritable cause.

Quand l'arthralgie siège à la hanche, Brodie fait remarquer comme il est facile de croire à une coxalgie liée à une affection des os ou des cartilages. Toutefois, il a noté certains caractères particuliers à la coxalgie hystérique, à savoir : 1° la douleur qui est diffuse sur tout le membre depuis les reins jusqu'au pied quand on presse la peau de ces régions; 2° l'absence d'amaigrissement des muscles fessiers; 3° l'état général qui n'est pas atteint comme dans le cas de suppuration des os et des cartilages; 4° l'âge de la femme qui n'a pas dépassé de beaucoup l'âge de la puberté; 5° parfois l'apparition de crises hystériques qui font cesser la douleur ou de mouvements convulsifs dans le membre qui peut offrir du raccourcissement. Enfin, l'auteur ajoute que ces arthralgies disparaissent brusquement et que parfois on les rencontre chez l'homme, ce qui démontre, dit-il, que le mot hystérie donne une idée fausse de la pathogénie de ces cas.

Aux membres inférieurs la contracture hystéro-traumatique est le plus souvent liée à une arthralgie de telle sorte qu'on peut la confondre avec une lésion organique articulaire. L'alliance de ces deux symptômes a fait qu'on désigne l'affection sous le nom de coxalgie hystérique quand l'articulation coxo-fémorale paraît être intéressée. La ressemblance avec la coxo-tuberculose est dans certains cas tellement prononcée que la confusion a été faite par d'habiles praticiens. Les observations de Tessier (1) et de Lasègue (2) en sont les exemples. Le membre peut en effet offrir du raccourcissement ou un allongement apparent combiné avec une rotation en dedans ou en dehors ainsi qu'avec de l'adduction ou de l'abduction. Comme dans la coxo-tuberculose la douleur du genou peut exister.

Mais Brodie qui donne les caractères particuliers, par lesquels se distingue la coxalgie hystérique, n'eut pas l'occasion de rencontrer cette affection après un traumatisme. Il en est de même de Robert (3), Verneuil (4), Giraldès (8) qui, les premiers en France, appelèrent l'attention des praticiens sur l'existence de la coxalgie hystérique en même temps qu'ils conseillaient l'emploi du chlorofome pour constater si oui ou non la jointure est le siège de lésions matérielles.

D'autres fois la contracture paraît liée à une athral-

(1) In th. de Montpellier par Crolas, 1805.
(2) Lasègue. Des hystéries périphériques. In Arch. de méd. juin 1878.
(3) M. Ae. Robert. Conférences de clinique chirurgicale, p. 150.
(4) Verneuil. Bull. de la Soc. de chirurgie, 1805-66.
(6) Giraldès. Leçons sur les mal. chir. des enfants, p. 610.

gie du genou ou de l'articulation tibio-tarsienne (1).
Il y a en même temps contracture des fléchisseurs et
des extenseurs de la jambe. Dans le fait de M. Verneuil c'est l'extension qui domine, dans celui de Burkart c'est au contraire la flexion.

Enfin l'athralgie qui semble avoir provoqué la
contracture peut siéger à l'articulation tibio-tarsienne
comme nous le montre le fait observé par Renard (2)
dans le service de M. Dieulafoy et que nous résumons plus loin.

Les différentes arthralgies avec contracture sont
toujours consécutives à un léger traumatisme. Il
s'agit d'une chute ordinaire ou d'un faux pas qui a
déterminé les accidents hystériques. Le plus souvent
chez des jeunes gens (filles ou garçons) deux fois
chez une femme vigoureuse (Grenier, Decaisne) une
fois chez un homme (Burkart). Ajoutons que ces
accidents ont toujours guéri soit en quelques jours,
soit en quelques mois.

Ajoutons au nombre des coxalgies hystéro-traumatiques l'observation suivante rapportée par M. Charcot
dans ses leçons sur ce genre d'affection. Le résumé
que nous en donnons montrera cependant que ce cas
s'éloigne par son évolution de tous les autres exemples
de coxalgie hystérique.

(1) Mossé. Hystérie chez l'homme, 1883.
(2) G. Renard. Contracture hystéro-traumatique. Th. Paris,
1886.

Ons. XXIX. — *Coxalgie hystérique.* (Charcot.)

Ch., (1) âgé de 45 ans, sans antécédents morbides soit héréditaires, soit personnels, est atteint depuis trois ans de l'affection pour laquelle il se présente à la Salpêtrière. Elle s'est développée à la suite de l'accident suivant : la bielle d'une machine à vapeur située au-dessous de l'endroit où il travaillait à violemment heurté le plancher sous ses pieds, de telle sorte qu'il a été projeté en l'air à une hauteur de deux ou trois mètres. Ce n'est que depuis un an que les phénomènes sont aussi accentués que ceux qui sont actuellement constatés.

Il existe un raccourcissement notable du membre inférieur gauche ; la jointure est immobile de sorte que la cuisse est comme soudée au bassin dans une position à peu près immuable. Le malade accuse une douleur spontanée au niveau de l'aine, de la hanche et du genou, douleur qui s'exagère par la pression sur ces régions et quand on percute le grand trochanter ou le talon. On constate aussi une légère diminution dans le volume du membre dont la circonférence comparée à celle de son congénère est moindre d'un centimètre.

Le malade étant debout, examiné par devant, il se tient penché sur le côté sain, le pied gauche reposant à peine sur le sol ; — examiné par derrière on remarque un contraste entre les deux fesses : la droite est globuleuse, la gauche est plus large, aplatie, flasque. Le pli fessier est plus élevé et plus large à gauche qu'à droite, de ce côté-ci il est double tandis que de l'autre il est unique.

Pour démontrer que cet homme n'est pas atteint d'une coxalgie organique comme les signes semblent l'indiquer M. Charcot eut recours au sommeil chloro-

(1) Charcot. Maladies du système nerveux, p. 376, t. III.

formique pendant lequel il put constater la résolution complète des muscles, l'insensibilité de la peau, la possibilité d'imprimer à la jambe et à la cuisse les mouvements les plus étendus sans être arrêté par la moindre résistance, l'absence de tout craquement articulaire.

A cet examen qui démontre l'intégrité de l'articulation, ajoutons les autres symptômes qui témoignent de l'état hystérique du sujet, c'est-à-dire : 1° la rigidité qui occupe non seulement la hanche, mais le genou et même le cou-de-pied ; 2° la douleur vive déterminée par le simple pincement de la peau du membre jusqu'à la région lombaire ; 3° l'aura hystérique produit par les excitations de la peau et qui consiste en constriction épigastrique, battements de cœur, serrement de la gorge, sifflements dans l'oreille gauche, 4° l'hémianalgésie gauche y compris le goût, l'odorat, l'ouïe avec rétrécissement notable du champ visuel de ce côté seulement. Enfin le pharynx peut être titillé, irrité sans provoquer la moindre trace d'action réflexe. Il est également remarquable que l'état général de ce malade est malgré la longue durée de l'affection, très satisfaisant, ce qui ne s'accorderait pas avec l'idée d'une coxo-tuberculose.

Le traitement employé consistait dans le massage. On obtint ainsi la disparition de l'analgésie, puis celle de la contracture, mais pour un temps qui ne dépassait pas quelques heures après chaque séance. Le malade finit par renoncer à ce traitement qui lui procurait une amélioration fugace, il sortit de la Salpêtrière.

Six mois plus tard son état ne s'était point encore amélioré...

Il est évident que la dénomination d'hystérique qui a été donnée à ces contractures implique l'idée que leur développement tient avant le traumatisme à la prédisposition nerveuse du sujet. Ce n'est pourtant là qu'une supposition qui, si légitime qu'elle soit, ne pourrait être sérieusement prise en considération s'il s'agissait de fixer une indemnité en matière de responsabilité civile. Dans ces circonstances particulières, la démonstration des antécédents névropathiques chez le blessé servirait de base rigoureuse pour admettre la prédisposition aux accidents nerveux et par conséquent pour apprécier le taux d'une indemnité.

A part M. Charcot, les auteurs qui ont observé les cas que nous étudions n'ont pas songé à rechercher minutieusement ces antécédents dont l'importance est utile tant au point de vue nosologique qu'au point de vue médico-légal.

Cependant il est un certain nombre d'observations où, avant la contracture hystéro-traumatique dont est atteint le malade, on peut voir qu'il a présenté certains phénomènes d'ordre réellement névropathique. Ou encore on trouve dans certaines de ces observations des antécédents héréditaires. Ce nombre si petit qu'il soit de faits, où une enquête minutieuse sur les antécédents montre que la prédisposition aux contractures peut se démontrer par des signes d'ordre névropathique, permet de considérer que les faits où ces antécédents n'ont pas été recherchés, ne vont pas à l'encontre de notre opinion qui consiste à soutenir que les sujets qui, à la suite de légers traumatisme ont été atteints de contracture, étaient des individus dont la prédisposition a trouvé sa démonstration dans les antécédents.

Obs. XXX. — *Contracture hystéro-traumatique du membre inférieur ; antécédents.*

Union médicale, 1870. Observation recueillie par Decaisne, service de M. Trélat.) Observation résumée.

Dans cette observation on trouve certains renseignements que l'on peut considérer comme la preuve de la prédisposition nerveuse. Seulement ce qui empêchait tout d'abord l'auteur d'admettre l'hystérie chez sa malade, c'est son apparence robuste, son tempérament sanguin, son teint coloré, de sorte que suivant lui « la malade n'avait nullement les apparences d'un tempérament nerveux ».

Voici le résumé de ce fait :

Une femme de 32 ans, robuste, entre à la Charité pour une affection de la hanche déterminée par une chute qu'elle a faite quatre jours auparavant dans un escalier.

Le membre est dans la rotation complète en dehors, la jambe fléchie sur la cuisse et celle-ci sur le bassin.

Toute tentative de mouvement spontané produit une vive douleur, on peut cependant provoquer le mouvement du membre dans tous les sens, mais dans une certaine limite à cause de la contraction musculaire. On ne constate ni raccourcissement, ni gonflement, ni ecchymose au niveau de la hanche. Les muscles de la masse sacro-lombaire sont fortement contracturés de telle sorte que la partie inférieure du tronc est soulevée.

Voici maintenant les particularités qui firent soupçonner la nature hystérique de l'affection présentée par cette femme ; ils constituent des antécédents véritablement névropathiques.

Les règles sont supprimées depuis huit mois ; depuis quatre mois cette femme est atteinte de rétention d'urine et se plaint de constipation ; plusieurs fois, d'après le dire de la malade elle aurait présenté un ballonnement du ventre tel que la ponction aurait été nécessaire.

Croyant à l'hystérie, on fait l'examen de sa sensibilité et l'on découvre une quasi hémianesthésie gauche y compris la cornée. Pendant le sommeil chloroformique qui fait cesser momentanément toute contracture, M. Trélat s'assure que l'articulation est saine.

Au bout d'un mois la malade sortait, non pas complètement guérie, mais notablement améliorée.

OBS. XXXI. — *Contracture hystéro-traumatique du membre inférieur ; antécédents.*

(Observation de G. Renard (1), résumée.)

Marguerite M..., 19 ans, entre le 22 avril 1883 à l'hôpital Saint-Antoine, service de M. Dieulafoy. Grand père mort d'une hémorrhagie cérébrale. Mère nerveuse. Un frère mort à 4 ans et demi de méningite. Une sœur morte à 2 ans et demi de la même maladie. Quatre autres petits frères : l'un mort à 5 ans, après convulsions, les trois autres à 7 mois,

(1) G. Renard. De la contracture hystéro-traumatique. Th. Paris, obs. XI, résumée.

15 mois et 2 ans, après convulsions. Elle-même a eu des convulsions dans son enfance; caractère très capricieux, pleurs faciles. Oligurie notable, la quantité d'urine rendue en vingt-quatre heures ne dépasse pas 180 grammes. Il y a un mois, en sautant, elle tombe à faux et se tourne le pied. Immédiatement apparaît l'enflure du cou-de-pied. Elle reste dix minutes sans pouvoir marcher. Pendant un mois la marche est pénible. Au bout de ce temps, en montant un escalier, elle se tord encore le pied. Deux jours après, pendant la nuit, son pied se tourne peu à peu sans douleurs ni crampes. A l'hôpital on constate un abaissement considérable de la pointe du pied, produite par la contracture des muscles de la partie postérieure de la jambe. L'électricité, les aimants à distance, les douches, etc.,. sont employés sans succès. Pendant le sommeil chloroformique, le redressement est obtenu, grâce à la résolution de la contracture musculaire. Quelques jours après, la guérison est complète.

Obs. XXXII. — *Contracture hystéro-traumatique; antécédents.*

(Obs. XVI de la thèse de Berbez (1), résumée.)

Émilie D..., 20 ans, a présenté plusieurs attaques de sommeil qui ont duré plusieurs jours.

A la suite d'une chute, elle est prise d'une contracture de la jambe droite : abduction, raccourcissement, pied équin, pointe en dehors, impossibilité de fléchir la jambe sur la cuisse, ni celle-ci sur le bassin.

Les mouvements provoqués sont très douloureux.

On constate de l'anesthésie.

Ces phénomènes disparaissent en quelques jours, la malade conserve seulement de l'hémianesthésie à droite.

(1) Berbez, Hystérie et traumatisme. Th. Paris, 1887.

M. Verneuil (1) a vu chez une jeune fille dont le père était aliéné et les sœurs nerveuses une contracture qui s'était développée à la suite d'une chute sur le genou. Elle céda sous l'influence d'un sommeil chloroformique pour reparaître ensuite et s'étendre aux muscles de la jambe et de la hanche.

Obs. XXXIII. — *Coxalgie par contracture après traumatisme; antécédents.*

(Consultation de M. Ch. Féré, à la Salpêtrière, 1884.)

Mme Schl..., 41 ans. A parlé à 7 ans. Terreurs nocturnes persistant encore maintenant.

A eu des faiblesses jusqu'à 17 ans. Fièvre muqueuse à 22 ans. A eu du délire pendant trois ans, à la suite.

A eu un enfant mort de méningite tuberculeuse.

Il y a trois ans et demi, le 20 mars 1881, le plafond d'un appartement où elle se trouvait, est tombé. Elle a été touchée à la hanche droite. Au bout de huit jours on constata le raccourcissement du membre inférieur. Aujourd'hui, on ne constate rien à la hanche, mais le raccourcissement du membre et de la contracture du carré des lombes.

A la face un exemple de contracture hystéro-traumatique nous est fourni par M. Lasègue (2).

Obs. XXXIV. — Une jeune fille de 14 ans reçoit dans l'œil droit quelques grains de sable. Il résulte de ce traumatisme insignifiant une légère conjonctivite qui dure quelques heures. Le lendemain, en se réveillant, la malade est prise d'une contracture qui l'empêche absolument d'ouvrir les paupières du côté droit. Après une durée de quatre mois, sans douleur, le blépharo-spasme disparut. Plus tard, ajoute M. Lasègue, il survint chez cette jeune fille d'autres incidents hystériques.

(1) Soc. de chirurgie, 5 décembre 1883.
(2) Des hystéries périphériques. In Arch. de méd., juin 1878.

Voici encore une autre observation de contracture névropathique consécutive à une lésion chirurgicale qui semble démontrer que l'hystérie n'est pas la seule névrose qui puisse se manifester par une contracture dont l'apparition semble liée à un traumatisme. Le malade est un épileptique.

Obs. XXXV. — *Contracture chez un épileptique; malformation.*

(Consultation de M. Ch. Féré à la Salpêtrière.)

Vim... (Louis), 12 ans. Furoncle du cou. Torticolis spasmodique consécutif.

Présente de l'asymétrie faciale. A quelquefois des absences.

M. Ch. Féré (1) a vu aussi un tic facial se développer à la suite de l'arrachement d'un polype muqueux du nez. Il s'agit d'un homme dont le père est rhumatisant et qui lui-même a eu plusieurs tics de la face dans son enfance.

(1) Féré. Famille névropathique. In Arch. neurologie, 1884.

CHAPITRE VIII

PARALYSIES HYSTÉRO-TRAUMATIQUES

Il est intéressant de savoir que la première manifestation locale de l'hystérie peut être aussi une paralysie et que celle-ci se développe parfois en conséquence d'un traumatisme.

C'est M. Charcot qui a fait connaître les caractères particuliers qui permettent de déterminer la nature de ces paralysies traumatiques.

Tantôt c'est une contusion de l'épaule qui provoque une monoplégie du bras correspondant, tantôt c'est une plaie de la tête qui donnera lieu à une hémiplégie. Dans d'autres cas on constate une paraplégie qui s'est produite après un traumatisme qui n'a laissé aucune trace de lésion apparente mais qui a agi sans doute en déterminant un ébranlement nerveux psychique. On comprend combien est délicate la mission du médecin légiste dans ces cas particuliers.

En effet il est à remarquer que si l'on a observé certaines paralysies développées sous l'influence d'une lésion appréciable dont le siège est en rapport avec celui des troubles moteurs, il n'y a quelquefois pas de lésion, la paralysie hystérique paraît due à un ébranlement général que subit l'organisme et que l'on appelle couramment la commotion médullaire. Les pa-

7

ralysies hystéro-traumatiques sont produites le plus souvent par des violences considérables dues à des chocs, des chutes accompagnées d'une certaine force de projection. Comme tout accident de ce genre s'accompagne presque fatalement d'une impression psychique des plus pénibles, la terreur, on peut penser avec M. Charcot (1) que cet élément étiologique joue un certain rôle à côté du traumatisme dans la production des phénomènes paralytiques. Toutes ces conditions étiologiques se trouvent particulièrement réunies dans les accidents de chemin de fer, dans les collisions.

En Angleterre (2) et en Amérique (3) où les conséquences du traumatisme ont surtout été envisagées par leur côté pratique; les auteurs ont attribué les phénomènes paralytiques développés dans ces conditions à la commotion des centres nerveux. Ils les désignent sous un nom qui rappelle leur étiologie ordinaire, c'est celui de railway-spine ou de railway-brain.

Mais pour les auteurs qui, comme Erichsen, considèrent que la commotion médullaire correspond à une lésion médullaire réelle, il ne saurait jamais être question de phénomènes hystériques ayant leur origine dans la commotion. Suivant lui, tout symptôme

(1) Charcot. Leçons sur les maladies du système nerveux, t. III, p. 223.

(2) Erichsen. On railway spine and oher injuries of the nervous system n° 37712.

Page. Injuries of the spine and spinal cord, 2ᵉ édit., 1885.

(3) Walton. Putnam in Boston journal, 1883.

observé à la suite de ces accidents ordinaires que constituent les chocs généraux, les coups sur le dos, serait directement lié à des lésions organiques de la moelle et des méninges. Erichsen n'a-t-il pas pour appuyer son opinion l'autorité de A. Cooper, Boyer, E. Ball, Olivier (d'Angers), Abercombrio qui ont constaté tantôt un extravasat sanguin comprimant la moelle, tantôt un épanchement de lymphe ou de pus, ou encore une lésion dans la structure de la moelle ? Par conséquent pour Erichsen, le pronostic de toute affection consécutive à un traumatisme capable de produire la commotion médullaire est toujours très grave. Les faits qu'il rapporte viennent en partie confirmer cette opinion. Mais il en est quelques-uns qui sont relatifs d'après Page, à des malades qui ont vu leur douleur et leur parésie disparaître au bout d'un certain temps. Et précisément certains d'entre eux avaient reçu une indemnité basée sur l'incurabilité de leur affection provoquée par une collision de chemin de fer. On peut, du moins, se demander si dans ces cas Erichsen n'eut pas affaire à des phénomènes d'hystérie traumatique. Comme la question offre un grand intérêt au point de vue du pronostic et quelquefois au point de vue pratique quand il s'agit de dommages-intérêts, il est nécessaire de savoir si par exemple la paraplégie hystérique associée ou non à d'autres phénomènes de même nature peut se développer dans les conditions mécaniques qui réalisent la commotion médullaire.

Eh bien ! le fait est incontestable. La première mention de paralysie hystérique provoquée par ce genre de traumatisme est due à Skey (1).

En 1863 il publie le fait d'une jeune fille hystérique qui à la suite d'une chute resta quelques jours paralysée des bras et des jambes. Trois ans après, le même auteur observe deux jeunes femmes dont la paralysie s'était montrée à la suite d'une collision de trains. Il constate chez l'une une paraplégie qui fut considérée par les autres médecins comme le résultat d'une commotion de la moelle et comme incurable. En conséquence la compagnie du chemin de fer fut condamnée à une indemnité considérable. Et Skey qui avait affirmé la nature hystérique de la paralysie put constater sa guérison, quelques mois plus tard obtenue sans autre traitement que le changement d'air et le régime tonique. L'autre malade avait une hémiplégie d'un côté et une hémiparésie de l'autre, elle guérit également en quelques mois.

Mais c'est surtout dans ces dernières années qu'ont été publiées les observations de paralysie et de certains autres états hystériques d'origine traumatique. Leur connaissance est due à ce qu'on a appris que l'hystérie pouvait se rencontrer chez l'homme sous toutes les formes reconnues à l'hystérie féminine et qu'elle peut se manifester par des symptômes isolés et permanents dont la nature peut être démontrée à l'aide de certains caractères qu'on lira dans les observations de M. Charcot. Les conditions dans lesquelles

(1) Skey. In Lancet, 1863. Medical Times, 1866.

on les observe nous montrent que fréquemment ils sont produits par un traumatisme général ou si l'on veut par ce qu'on appelle la commotion médullaire, en un mot tout traumatisme qui provoque un ébranlement des centres nerveux. Il faut donc faire une part à l'hystérie dans les phénomènes attribués à la commotion médullaire.

Cela ressort des observations de Page, Putnam, Walton qui ont reconnu que beaucoup de ces accidents nerveux, désignés sous le nom de railway-spine et qui d'après eux seraient mieux appelés railway-brain, sont en somme, qu'il s'agisse de l'homme ou de la femme, des manifestations hystériques. Ces auteurs ont fait connaître aussi que ces troubles hystériques sont le plus souvent consécutifs à un traumatisme qui ne laisse aucune trace appréciable et que fréquemment ils ne débutent pas immédiatement après lui.

Faisons maintenant remarquer que chez certains de ces malades, on a relevé dans leurs antécédents héréditaires ou personnels un certain nombre de stigmates du nervosisme, ce qui fournit une preuve pour ainsi dire matérielle de leur propre prédisposition aux phénomènes nerveux.

Obs. XXXVI. — *Traumatisme ; monoplégie brachiale hystérique ; antécédents.* (Charcot : *Progrès Médical*, 8 août 1885, p. 00 et 01.)

Pin..., 18 ans, maçon, entre à la Salpêtrière le 11 mars 1885.

Mère morte à 45 ans, à la suite de « rhumatismes »(?). Père alcoolique. Une des sœurs est sujette à de fréquentes attaque de nerfs.

P... est d'apparence solide, bien musclé, mais le fonctionnement du système nerveux a toujours laissé chez lui beaucoup à désirer.

Peu intelligent, sa mémoire est faible, il n'a pas appris grand' chose à l'école. D'ailleurs, il était peureux, sujet à des terreurs nocturnes. Au point de vue moral, c'est un anomal, un déséquilibré.

Le 24 mai 1884, P... tomba d'une hauteur de 2 mètres et resta, à la suite, quelques minutes seulement sans connaissance sur le lieu où il était tombé. Contusions légères occupant la partie antérieure de l'épaule, du genou et du cou-de-pied gauche.

Trois jours après l'accident, P... s'aperçut que son membre supérieur était devenu faible. Un médecin constata alors une parésie de tous les mouvements du bras gauche avec anesthésie de ce membre.

Le 8 juin .... il entra à l'Hôtel-Dieu. On reconnut ce qui suit :

Les parties contusionnées ne sont le siège d'aucune douleur, soit spontanée, soit provoquée par les mouvements actifs ou passifs.

Paralysie incomplète du membre supérieur gauche. Le malade pouvait encore fléchir incomplètement la main sur l'avant-bras et celui-ci sur le bras : mais tous les mouvements de l'épaule étaient impossibles. Le membre paralysé était absolument flexible dans toutes ses articulations ; pas de traces de rigidité.

Hémianalgésie gauche généralisée ; anesthésie complète au membre supérieur exclusivement.

Rétrécissement du champ visuel double, beaucoup plus accentué à gauche. Le 25 juin, la paralysie était devenue complète.

La faradisation, plusieurs fois appliquée sur le côté gauche, eut pour effet seulement de rendre la sensibilité moins obtuse sur le tronc, la face, le membre inférieur.

Lors de l'entrée à la Salpêtrière, le 11 mars 1885, mêmes symptômes ; de plus :

Anesthésie cutanée absolue au contact, au froid, à la piqûre, à la faradisation la plus intense sur toute l'étendue du membre, main, avant-bras, bras et épaule.

L'insensibilité s'étend au même degré aux parties profondes.

La perte des diverses notions rattachées au sens musculaire est complète.

L'examen du champ visuel donne du côté droit l'état normal, tandis qu'à gauche, il y a un rétrécissement énorme ; le cercle du rouge s'est transporté en dehors de celui du bleu.

L'ouïe, le goût, l'odorat, offrent une diminution très accentuée de leur activité du côté gauche.

Obs. XXXVII. — *Traumatisme ; monoplégie brachiale, hystérique ; antécédents.*(*Progrès méd.*, 22 août 1885.)

Il s'agit d'un homme de 25 ans, cocher de fiacre, entré à l'hôpital le 15 avril.

Antécédents. — Mère fort nerveuse ; père, grand buveur d'absinthe, n'a jamais présenté d'accidents nerveux : sœur prise souvent d'attaques de nerfs, probablement de nature hystérique. Pas d'aliénés dans la famille.

Dans l'enfance, sans être particulièrement nerveux, lorsqu'il se trouvait seul, il avait peur, dit-il, des « voleurs. » A 7 ans, chute d'un 5e étage ; à partir de ce moment, affaiblissement notable de la santé et déviation considérable de la colonne vertébrale.

Le 24 décembre 1884, P... fut projeté de son siège sur le pavé ; chute sur le côté droit. Pas de perte de connaissance ni même d'émotion très intense. L'épaule et le bras droits étaient un peu douloureux, pas d'ecchymose ; léger gonflement. Gêne dans les mouvements du bras.

Après cinq jours de repos, la douleur et la gêne des mouvements paraissent diminuer, mais le sixième jour, le malade constate que son membre supérieur droit était flasque, pendant, inerte, incapable de tout mouvement, à l'exception des doigts de la main qui eux peuvent encore se remuer un peu. Insensibilité de l'épaule, du bras et de l'avant-bras.

Après la chute, il n'exista, chez le malade, aucune trace de perte de conscience, aucun trouble intellectuel d'une nature quelconque, aucune sorte d'aphasie ou d'embarras de la parole, aucune déviation de la bouche ou de la langue, aucun degré de paralysie dans le membre inférieur droit; il s'agit donc d'une monoplégie brachiale avec anesthésie. Tel était l'état le 8 janvier 1885, lors de l'entrée à l'hôpital Tenon, neuf jours après le début de la paralysie.

Le 1er mai, les choses sont encore dans le même état.

Impuissance motrice. — P... ne peut imprimer aucun mouvement volontaire aux muscles de l'épaule, du bras ou de l'avant-bras. Seuls les doigts peuvent être mis faiblement en mouvement. Le membre est dans un état de résolution et de flaccidité telle que le malade doit le porter en écharpe.

Pas de vestige d'atrophie ou de diminution de consistance des muscles paralysés.

Troubles profonds de la sensibilité. — La sensibilité au contact, à la douleur, au froid est abolie complètement. L'insensibilité s'étend aux parties profondes; la faradisation même énergique des muscles ou des troncs nerveux n'est pas sentie.

La main et les doigts ont conservé en grande partie la sensibilité cutanée et profonde. Les troubles de la sensibilité se retrouvent, sous forme d'analgésie, dans toute l'étendue du côté droit. Perte absolue des notions relatives au sens musculaire. Absence complète de rigidité des parties privées de mouvement avec conservation du relief des muscles et légère exagération des réflexes tendineux.

Les muscles, soumis à un examen méthodique, n'ont présenté aucune des modifications des réactions électriques, soit faradiques, soit galvaniques : pas le moindre soupçon de réaction de dégénérescence.

Pas de teinte livide de la peau, pas d'œdème.

Organes des sens. — L'ouïe est obnubilée du côté droit. Le goût est complètement perdu à droite ; le pharynx est insensible. Polyopie monoculaire, rétrécissement du champ visuel

Obs. XXXVIII. — *Paraplégie hystéro-traumatique ; (1) antécédents.*

(Observation de M. Charcot.)

Le sujet de cette observation Log..., âgé de 20 ans, a une de ses cousines germaines atteinte d'épilepsie, une sœur sujette aux attaques de nerfs.

Lui-même, à la suite d'une fièvre typhoïde est resté aphone pendant plusieurs mois. Le 21 octobre 1885 il revenait de Saint-Cloud traînant une petite voiture à bras. Tout à coup vint fondre sur lui, courant à fond de train, une lourde voiture de blanchisseur. La roue de la voiture à bras fut accrochée, Log., projeté sur le trottoir, fut relevé sans connaissance. Ni le cheval ni les roues de la voiture ne l'avaient cependant touché. Log... après cet accident n'offre aucune lésion apparente ; mais d'autres phénomènes devaient se manifester.

Le blessé, pendant les 5 premiers jours de son séjour à l'hôpital, reste sans connaissance. Revenu à lui, on constate qu'il offre de l'amnésie rétrograde, car il raconte que le cheval l'a renversé et que les roues de la voiture lui sont passés sur les jambes ce qui est démontré inexact, ses membres inférieurs étaient comme morts, puis au bout de quelques jours il peut sortir de l'hôpital Beaujon, il a quelques ecchymoses et une céphalalgie opiniâtre. Un jour, il est pris d'une grande attaque, précédée d'une sensation de boule remontant au cou. On le porte à l'Hôtel-Dieu. Là, il reste dans le coma pendant une semaine, réveillé il présente du mutisme hystérique du-

1) Charcot. T. III, p. 441.

rant deux jours, et l'impuissance motrice des membres inférieurs se déclare progressivement.

. Transporté à la Salpêtrière on constate une prostration accentuée, l'altération de la mémoire, une physionomie hébétée, l'impossibilité de marcher.

Il se plaint de céphalalgie, d'avoir la nuit des flammes devant les yeux, des rêves fatigants, et en tout temps des battements dans les tempes et des bruissements d'oreilles. Parfois il a des spasmes de la face qui font dévier la commissure labiale.

Log., peut à peine détacher du plan du lit ses membres inférieurs, qui, cependant, ne sont point en état de flaccidité. La station debout est possible, si deux aides le soutiennent, mais il ne peut faire un pas en avant. Pas d'exagération des réflexes rotuliens, pas de trépidation par redressement de la pointe du pied, ce qui exclut l'existence d'une paralysie spasmodique. Les troubles de la sensibilité consistent dans l'anesthésie des articulations, des muscles, de la peau, au toucher comme au froid et à la chaleur, de même qu'au pincement et à la piqûre.

D'ailleurs il n'y a pas d'atrophie des muscles dont les réactions électriques sont normales, la vessie ni le rectum ne sont paralysés.

Voici les stigmates hystériques : anesthésie absolue du pharynx, goût perdu, anosmie, obnubilation de l'ouïe des deux côtés, rétrécissement du champ visuel à droite et à gauche. Le mode de limitation que présente, du côté de l'abdomen et du tronc, l'anesthésie des membres inférieurs chez ce malade est également très remarquable. En avant cette limite est marquée par une ligne qui suit le pli de l'aine, réservant les organes génitaux, en arrière, c'est une ligne qui suit l'insertion des muscles fessiers, réservant au centre une sorte de V qui correspond au sacrum. Cette distribution particulière de l'anesthésie diffère de celle qui serait due à une lésion organique de la moelle, comme un foyer de myélite, par exemple, siégeant au milieu de la région dorsale. En pareil cas, l'anesthésie des membres inférieurs, s'étendrait sur la région inférieure de l'abdomen et se limiterait par une ligne à peu près perpendiculaire à l'axe du tronc en passant au voisinage de l'ombilic.

M. Charcot fait en outre observer que le mode de délimitation de l'anesthésie chez Log... reproduit, au contraire, exactement la disposition correspondante qui s'observe chez une hystérique hémianesthésique hypnotisée, lorsque dans la période somnambulique on détermine chez elle, par suggestion, la paralysie totale du membre inférieur, répondant au côté non anesthésié. Et l'on constate, en outre, que l'anesthésie s'étend aux parties profondes, muscles et articulations, et que la paralysie motrice est concomitante.

Dans la suite, les attaques convulsives augmentent d'intensité, puis, au bout de quelques mois elles tendent à s'éloigner et diminuent d'intensité. Pendant l'une d'elles, on constate le retour incomplet des mouvements des membres abdominaux. Log... essaie de marcher et en quelques jours il recouvre ses mouvements. La paraplégie guérit presque subitement.

Obs. XXXIX. — *Traumatisme; hémiplégie hystérique avec tremblement; aphasie; amnésie; antécédents.*

Pour rédiger l'histoire de ce malade que nous avons observé, nous n'avons eu qu'à compléter les notes qu'a bien voulu nous communiquer M. Bezançon, interne du service de M. le professeur Proust.

Perrin, Alphonse, 31 ans, est entré dans le service de M. Proust au mois d'août 1884.

Antécédents. — Père mort probablement tuberculeux à l'âge de 33 ans.

Mère atteinte d'un goître dans sa jeunesse, mais qui a disparu à la ménopause, sujette à des névralgies dont l'intensité la faisait parfois tomber de faiblesse, suivant le malade.

Une sœur bien portante. Un frère atteint de bégaiement.

Notre malade a commencé à marcher à l'âge de 16 mois ; il a appris à lire et à écrire, aussi vite que ses camarades d'école.

Il est devenu sujet à des étourdissements suivis de chute, depuis l'âge de 15 ans environ, et qui ont lieu vers 11 heures du matin ; une fois ou deux par mois il pisse au lit la nuit, jamais de convulsion.

A 20 ans, fièvre typhoïde avec délire qui a duré 35 jours.

Quelques excès d'absinthe et de rhum pendant un séjour en Algérie comme soldat. Pas de trace d'alcoolisme actuellement.

Le 18 mars 1884, il quitte ses occupations de jardinier pour aller, sur l'invitation d'un de ses amis, nettoyer une fenêtre d'un troisième étage. Tout à coup il tombe sur le côté droit ; mais, comme il le déclare lui-même, il tombe par suite d'un de ces étourdissements qui lui étaient habituels.

Perte de connaissance durant 6 heures. Contusions multiples sans fracture. Hémiplégie droite y compris la face. Aphasie pendant 3 mois, mais entendait et comprenait. Perte du souvenir de l'accident pendant plusieurs semaines.

Quelques jours après l'accident, les membres paralysés sont pris de tremblement.

Ce tremblement quitte presque complètement la jambe, mais persiste au membre supérieur droit.

Le malade après être resté cinq mois chez lui, entre dans cet état chez M. Proust.

On constate alors que le membre supérieur droit est dans la demi-flexion, le coude un peu écarté du tronc. Les muscles fléchisseurs sont un peu contracturés ainsi que le grand pectoral. L'extension de l'avant-bras sur le bras ne peut s'obtenir que difficilement, ce qui provoque une exagération du tremblement. Celui-ci consiste en un mouvement alternatif de supination et de pronation de l'avant-bras, les doigts fléchis, le pouce tantôt dans l'opposition ou dans l'abduction avec extension. Dans cette dernière position on voit alors l'extrémité du pouce décrire un grand arc sous l'influence du mouvement alternatif de l'avant-bras.

Les mouvements spontanés sont pénibles et incomplets, et provoquent une accélération du tremblement.

Hémianesthésie droite concomitante ; membres, tronc et face, c'est-à-dire comprenant toute la moitié droite de l'individu.

Acuité visuelle très diminuée du même côté, ainsi que le sens de l'odorat et du goût. Achromatopsie.

Anesthésie pharyngée.

Traits de la face plus accusés à gauche, le malade dit très bien que, pendant plusieurs mois, il a eu la bouche entraînée à gauche, donc, il lui reste encore un peu de paralysie faciale du côté correspondant à l'hémiplégie des membres. La langue tirée, dirige sa pointe fortement à droite.

Pas de zones hystérogènes. La marche est devenue assez facile.

Les caractères donnés par l'examen de la sensibilité générale et spéciale démontrent qu'il s'agit d'une hémiplégie hystérique, bien qu'il n'y ait pas de crises convulsives dans l'histoire de ce malade.

Ajoutons qu'il n'a point l'apparence du féminisme, il est d'une constitution robuste, au teint un peu coloré, au système pileux normalement développé. Il n'y a pas eu de demande d'indemnité.

Nous ferons aussi remarquer que dans l'observation précédente, l'hémiplégie comprend le facial.

D'ailleurs dans sa thèse sur l'hémiplégie hystérique notre excellent maître M. Hélot (1) établit que la paralysie faciale, siégeant du même côté que l'hémi-

(1) Hélot. Etude sur quelques cas d'hémiplégie hystérique. Th. Paris. 1870.

plégie hystérique, n'est pas un phénomène rare, contrairement à l'opinion généralement admise ; sur quatre cas, qu'il a observés, cet auteur l'a notée en effet trois fois.

Cependant encore aujourd'hui d'après une thèse récente sur les paralysies (1) et les contractures hystéro-traumatiques, on voit que M. Char... n'admet pas dans l'hémiplégie hystérique l'existence de la paralysie faciale.

Obs. XL. — *Monoplégie traumatique ; antécédents nerveux. Observation personnelle recueillie pendant le mois de juin, à la consultation du D^r Ch. Féré à la Salpêtrière.*

Mme U..., âgée de 32 ans, couturière, dont le père, tonnelier, a coutume de s'enivrer, dont les frère et sœur sont bien portants, jouit elle-même d'une bonne santé habituelle. Elle a eu 3 accouchements naturels. Enfants bien portants, sauf le dernier, une petite fille âgée de 2 ans 1|2, qui est sujette aux convulsions. Mme U... est brune, d'apparence vigoureuse et a fait, il y a un an, une chute sur le trottoir. Elle tombe sur le côté droit, le bras en abduction ; la partie postérieure de l'épaule paraît être le point qui a porté sur le sol.

Après cet accident, une douleur vive se manifeste sous l'épaule et sur toute la longueur du membre.

Quand la souffrance diminuait, ce qui arrivait pendant le jour, elle ne pouvait néanmoins se servir de son bras ; il était, dit-elle, paralysé.

Cet état s'amende au bout de six mois, mais elle est devenue très impressionnable. A chaque instant de la journée, en mangeant, par exemple, elle est prise subitement d'un sommeil qu'elle ne peut vaincre. Pendant qu'elle dort, elle

(1) Berbez. Hystérie et traumatisme. Th. Paris, 1887.

entend bien ce qu'on dit autour d'elle, mais il lui est impossible de parler. Souvent elle reste à dormir plusieurs heures dans un état pour ainsi dire léthargique. C'est cette tendance invincible au sommeil et le retour de la douleur qui l'ont amenée à la Salpêtrière.

L'examen du membre et de l'épaule n'offre rien d'anormal.

Les mouvements imprimés à cette articulation se font sans provoquer une forte douleur et sans craquements. Le deltoïde, ni les autres muscles ne paraissent diminués de volume.

Les mouvements volontaires son très limités, surtout celui de l'abduction du bras. Les fléchisseurs de l'avant-bras et ses doigts sont moins puissants que ceux du côté opposé. Il y a sur tout le membre un certain degré d'anesthésie qui fait que la malade ne sent pas bien, dit-elle, ce qu'elle tient dans la main. Réflexes conservés. Pas de diminution du champ visuel, léger degré d'hypermétropie.

Rachialgie. Pas de douleur ovarique.

Voyons maintenant les états nerveux particuliers qu'a rapportés Page et que l'on doit considérer avec lui et avec M. Charcot, comme des manifestations de l'hystérie. Leur guérison le démontre d'une façon péremptoire.

Obs. XLI. — M. S. B. (1), dans un accident de chemin de fer subit un choc sans lésion apparente, s'alite, douleur dans le dos, anxiété nerveuse pendant plusieurs semaines.

Puis se lève, marche plusieurs fois. Il survient un spasme dans le bras gauche, consistant en mouvements du bras et de la main qui ressemblaient aux mouvements cloniques de la chorée. Ce phénomène persistait malgré la volonté et quoi qu'on cherchât à maintenir le bras. Il cessait quand le malade

(1) Page, p. 233.

se déshabillait, quand l'attention était attirée sur quelque autre partie du corps.

En même temps, oscillation de la tête, pas d'atrophie ni de paralysie. Douleur dans le dos continue, sensibilité augmentée dans cette région. Température normale. Fonctions normales.

Demande des dommages-intérêts sous prétexte que son épine dorsale avait été gravement atteinte. On considère cet état comme troubles fonctionnels pouvant être arrêtés par l'exercice de la volonté.

Antécédents. — Douze ans auparavant, ce même homme s'étant trouvé dans un accident de chemin de fer ne reçut aucune lésion. Quatre mois plus tard, torticolis spasmodique intermittent, ce qui démontre l'état nerveux de ce sujet.

Une fois l'indemnité réglée, il guérit.

Page attribue cette guérison qui durait encore cinq ans après qu'il l'avait vu, à un changement dans les occupations intellectuelles.

Ce cas nous fournit un exemple de prédisposition nerveuse à des troubles fonctionnels et montre combien il est important, dit Page, de connaître les antécédents du malade.

Obs. XLII. — M. (1) B. A. B..., 36 ans, très vigoureux, éprouve une violente secousse dans un accident de chemin de fer.

Contusions du bras et entorse du poignet. Les premières semaines il y avait seulement inaptitude à la station debout par suite de la contusion du dos.

Les médecins pensaient qu'il exagérait. Cinq semaines après il change tout à coup, disant qu'il était fou, qu'il allait devenir paralysé. Il se met à prendre de l'exercice, marchant plusieurs milles par jour en grande hâte, ce qui amène un certain état d'épuisement avec délire et hystérie, pendant plusieurs jours. Puis survinrent les phénomènes suivants : décubitus

(1) Page, p. 238.

sur le côté droit, genoux pliés et ramassés sur le ventre, sans mouvement, clignotement de la paupière, ne peut sortir la langue quand on lui demande, mais fait des efforts pour y parvenir.

En soulevant les paupières, les pupilles égales réagissent normalement à la lumière. La physionomie exprime l'indifférence. Il est évident qu'il n'est pas entièrement inconscient.

Pouls 56. Les bras et les mains restent dans la position où on les lui met. Bras et jambes atrophiés, le corps entier est émacié.

La plante des pieds chatouillée, ceux-ci sont ramenés en haut par un mouvement brusque. En lui pinçant les mollets, on provoque des soupirs et des gémissements avec contorsions de la face.

Au toucher de la poitrine et du ventre, le corps entier est pris de spasmes et de mouvements fréquents d'abduction et d'adduction des jambes.

Muscles abdominaux presque aussi durs qu'une planche.

De temps à autre, attaque hystérique consistant en spasme de tout le corps, commençant par un aspect de frayeur. L'attaque dure une demi-heure.

La garde-malade dit que ce ne sont pas comme des attaques épileptiques.

Le malade prend peu de nourriture, lait et thé de bœuf, peu d'alcool. Il urine une fois par 24 heures, après avoir prévenu la garde-malade par un signe de la tête.

Il reste presque continuellement sans mouvement. Atrophie. Dépérissement.

Cet état dure six semaines.

Alors avec l'absorption d'alcool il s'améliore. Remue dans le lit, parle un peu. Mange mieux. Puis se lève, marche, reprend de l'embonpoint avec de l'exercice. Cependant reste nerveux et craintif.

Sept mois après l'accident, restait couché, souffrant toujours du dos, répondant lentement, montrant sa langue avec difficulté.

Puis l'amélioration s'accentua. On lui permit, 8 mois après l'accident, d'adresser une demande de dommages-intérêts.

La demande ne fut pas considérable et ne permet pas de croire qu'elle l'inquiétait et retardait sa guérison.

Antécédents. Ce qu'il y a de plus important c'est que dans la famille de ce malade, son frère et son oncle étaient toqués (queer) et originaux. Il avait un frère dans un asile d'aliénés et une sœur très hystérique.

Dans son récit, il dit que dans sa maladie il savait ce qui se passait autour de lui, quand les médecins venaient et qu'il s'apercevait quand ils étaient plus nombreux, que s'il ne parlait pas, c'est parce que son cerveau ne l'invitait pas à le faire.

Plus tard, 2 ans après le règlement de la demande, 33 mois après l'accident, on constate que sa guérison a été obtenue graduellement. On ne signale aucune rechute. Il s'était marié et avait un fils de 2 mois.

Page refuse d'admettre une lésion de la moelle épinière ou de l'épine dorsale suivant l'opinion des médecins qui le soignaient. D'ailleurs les exercices violents accomplis pendant son délire, montraient qu'il n'y avait pas de paralysie. C'est un état de trouble mental profond dû au choc et à la frayeur immédiate et à la crainte d'une maladie imminente chez un homme dont la famille était névropathique.

Obs. XLIII. — Un monsieur (1) de 41 ans, naturellement très excitable, d'une famille de goutteux, se trouve dans une collision, son wagon est brisé. Il reçoit des contusions légères aux membres et au front et continue néanmoins son voyage. Mais au bout de deux heures il éprouve des douleurs dans le dos et les jambes. Quelque temps après on constate chez lui de la parésie des membres inférieurs, de l'irascibilité. Rien aux

(1) Page. Loc. cit., p. 320.

sphincters. De temps en temps ces symptômes s'accentuent sous l'influence d'une émotion et sont accompagnés de vomissements, d'aphonie et d'un peu de délire.

Une indemnité lui fut accordée 13 mois après l'accident.

Son état reste aussi grave pendant 3 ans encore, avec un état nerveux hystérique sans atrophie.

Un jour, il se lève inconsciemment; son fils qui était présent pousse un cri, tellement ce mouvement lui parut extraordinaire. A partir de ce moment l'amélioration s'accentue rapidement. Il peut reprendre une vie active, faire de longues marches et monter à cheval.

En dehors de MM. Charcot et Page qui ont mis en relief les antécédents de leurs malades, les autres observateurs, tels que Putnam et Walton ne semblent pas s'être préoccupés de l'importance d'une enquête sur ces éléments étiologiques.

Leurs observations qui sont relatives soit à la paraplégie ou à la monoplégie hystéro-traumatique offrent donc une lacune regrettable à ce point de vue. Mais en retour ces auteurs nous donnent une description très bien étudiée des troubles de la sensibilité générale et des organes des sens observés chez leurs malades, ce qui permet de conclure à l'analogie de ces cas avec ceux rapportés par M. Charcot.

Tandis qu'en Angleterre et en Amérique chaque cas d'hystérie traumatique devient presque toujours l'occasion d'un examen médico-légal, en France nous n'avons trouvé qu'un rapport relatif à cette question et nous allons voir par le résumé que nous en avons fait que les experts se sont, peut-on dire, privés de renseignements utiles pour apprécier l'influence du traumatisme en négligeant de procéder à une enquête sur les antécédents du malade.

Obs. XLIV. — Le 23 août 1868, Mlle X..., artiste peintre, âgée de 32 ans, est renversée au moment où elle passait dans la rue, par un tuyau de poêle qui en tombant n'avait fait que la frôler.

Mlle X..., reste deux heures sans connaissance, on ne constate sur elle qu'une légère contusion de la cuisse gauche. Néanmoins elle garde la chambre plusieurs mois parce qu'elle peut à peine marcher et se servir de ses bras. Alors elle introduit une demande en dommages-intérêts, un jugement lui alloue une somme de 8.000 francs à titre de provision.

Trois ans plus tard elle n'avait pas changé, le tribunal est de nouveau saisi de la question des dommages-intérêts et d'une demande de 40.000 francs. Il rendit alors une ordonnance qui commettait MM. Devergie, Ladreit de la Charrière et Bergeron à l'effet de voir et d'examiner Mlle X...

D'après le rapport de ces experts, la demanderesse n'a point connaissance de l'accident dont elle ne sait que ce qu'on lui a dit (amnésie traumatique). Elle reste étendue sur une chaise longue, bien qu'elle n'ait pas la figure d'une malade, mais parce qu'au moindre mouvement elle sent, dit-elle, sa tête se perdre et qu'elle craint une syncope. Elle accuse une diminution de force dans le membre inférieur et le membre supérieur gauches, une sensation douloureuse au niveau de la deuxième ou troisième vertèbre dorsale et dans la région cardiaque.

Les experts constatent en outre : 1° une diminution de la sensibilité au pincement plus marqué du côté gauche ; 2° que la malade marche en traînant les pieds et en menaçant de perdre l'équilibre ; 3° que son écriture est tracée d'une manière gauche et sans rapport avec l'excellente écriture d'une lettre qu'elle avait adressée antérieurement aux experts pour les

(1) Annales d'hygiène publique, 1873.

prévenir qu'elle ne pouvait se déplacer ; 4° qu'elle ne peut se livrer à aucun travail ; 5° une anesthésie complète du pharynx et de l'épiglotte.

La conclusion du rapport fut que l'accident avait provoqué chez Mlle X..., une commotion dont les phénomènes avaient disparu, et que maintenant ceux que la malade présente ne peuvent être rattachés qu'à une névropathie ou névrose de cause hystérique, non pas de cette forme hystérique qui est accompagnée d'attaques de nerfs, mais de la forme latente ou larvée, que son état actuel ne constitue pas une maladie incurable, la médecine pouvant, par des moyens divers, amener le retour à la santé.

A la suite de ce rapport, le Tribunal accorde à Mlle X..., une rente annuelle de 2.400 francs jusqu'au 14 avril 1874, ajoutant qu'à cette époque il lui sera fait droit.

Or, nous trouvons dans les considérations du jugement celle-ci : « attendu que si l'accident a été la cause déterminante de la maladie de Mlle X... une certaine prédisposition de santé ou un découragement trop grand ont pu contribuer à en aggraver ou à en prolonger les circonstances et qu'il y aura lieu d'en tenir compte dans l'évaluation de l'indemnité. »

Sans doute il est rationnel d'admettre que la maladie de Mlle X... est le résultat d'une certaine prédisposition ; mais nous ne pouvons que regretter que la légitimité de cette considération ne s'appuie point sur la démonstration d'antécédents névropathiques.

Maintenant nous pouvons nous demander si les faits suivants ne sont pas des manifestations hystériques. Ainsi Weir Mitchel (1) rapporte qu'il a vu une

(1) Des lésions des nerfs et leurs conséquences.

paralysie du bras droit se développer sous l'influence d'une blessure de la cuisse, une paralysie des quatre membres provoquée par une commotion, une paralysie du bras gauche et du bras droit à la suite d'une blessure du cou produite par une balle.

Notre excellent maître M. Duménil (1) signale qu'il a observé, à la suite d'une blessure de l'éminence hypothénar droite, une paralysie de tous les muscles moteurs de la main et des doigts avec une paralysie de la sensibilité de toute la main.

La cicatrisation eut lieu et plus tard les mouvements furent recouvrés. Mais le blessé qui était un soldat avait été réformé à cause de cette paralysie.

Roche (2) cite une paralysie du bras gauche avec perte de la parole consécutivement à l'avulsion de deux dents molaires, ces accidents durèrent quelques heures.

Bumke (3) se demande quelle était la nature d'une paralysie du bras qui se développa chez un soldat dans le cours d'une plaie du 4e espace intercostal produite par une balle.

Lisfranc (4) attribue à un engorgement de la matrice une paraplégie qui survint à la suite d'une chute sur les ischions. Tous ces faits se rapprochent des paralysies hystériques par l'analogie qu'on observe dans leur évolution.

(1) Duménil. Soc. de chirurgie, 1872.
(2) Roché. Th.
(3) Bumke. In Wirchow's archiv. 1871.
(4) Lisfranc. Clinique chirurgicale de la Pitié, 1842.

CHAPITRE IX

ÉPILEPSIE ET HÉMIPLÉGIE PLEURÉTIQUES

Il existe un certain nombre d'observations relatives aux phénomènes nerveux qui se sont développés consécutivement à un traumatisme portant sur le thorax. Elles ont été réunies sous le nom d'épilepsie ou d'hémiplégie pleurétique, et nous montrent que ces accidents nerveux sont variables.

Ils peuvent consister dans des convulsions limitées à un côté du corps y compris la face sans que l'intelligence soit atteinte. Trousseau (1) rapporte un fait de ce genre à la suite de l'incision du péricarde sans qu'il y eut d'albuminurie.

Le plus souvent les accidents sont consécutifs à l'opération de l'empyème, rarement après une simple ponction de la plèvre ; dans les observations de Raynaud (2) Brouardel (3) Cayley (4) Goodhart (5), on voit qu'un des lavages intrapleuraux a provoqué une attaque convulsive avec une perte de connaissance et qui fut suivie de coma pendant un certain temps

(1) Trousseau. Clinique méd., t. II, p. 3.
(2) Soc. méd. des hôp. 12 oct. 1875.
(3)　　　id.　　　12 nov. 1875.
(4) Soc. clinique de Londres, 23 oct. 1876.
(5) Guy's Hospital Report, vol. XXII.

do telle sorte que ces attaques peuvent être considérées comme de véritables attaques d'épilepsie (1).

Quelquefois ces attaques sont mortelles, ou bien le malade revient à lui, complètement rétabli, ou bien encore, bien qu'il ait repris ses sens, on constate une paralysie comprenant soit le bras correspondant au côté opéré, soit les membres de tout un côté avec contracture du bras du côté opéré (2).

Dans le fait rapporté par Aubouin (3) après la période convulsive le malade présenta une paralysie du bras du côté opéré associée à une contracture des membres inférieurs. Ces phénomènes disparurent en quelques jours ; mais peu de temps après eut lieu une nouvelle hémiplégie qui guérit également en quelques semaines.

Une autre série de quelques observations seulement nous montre la paralysie se développant d'emblée après la pleurotomie sans phénomènes généraux convulsifs préalables. Elles sont dues à Duroziez (4), Lépine (5) et de Valicourt (6). A l'hémiplégie peuvent s'ajouter des troubles de la sensibilité, de l'aphasie. La

(1) Obs. de Raynaud. Soc. méd. des hôp., 1875.

(2) Obs. de M. Strausd. In th. Bertin du Château. Hémiplégie pleurétique, 1878.

(3) Aubouin. De l'épilepsie et de l'hémiplégie pleurétiques. Th. 1878.

(4) Duroziez. In Gaz. des hôp., 1870.

(5) Lépine. In Union méd., 3 févr. 1876. Soc. méd. des hôp. 26 novembre 1876.

(6) De Valicourt. Th. Paris, hémiplégie pleurétique, 1875.

paralysie bien que limitée à un seul membre, le bras, peut s'étendre à la face.

Naturellement, on a cherché dans le cerveau et particulièrement dans la capsule interne l'explication des phénomènes précédents. Parfois, on l'y a trouvé, mais alors il s'agit de faits où aucune ponction n'avait été faite.

Tels sont les faits de MM. Potain, Robinson et Vallin. Dans le cas publié par ce dernier savant, l'hémiplégie se produisit, il est vrai, en même temps qu'on faisait la ponction, il n'y eut donc qu'une coïncidence. Il n'y a que ces trois faits où l'on a trouvé une embolie de l'artère sylvienne pouvant expliquer l'hémiplégie. Quant à ceux qui ont été observés consécutivement à l'opération de l'empyème et qui ont été suivis de mort aucun n'a laissé découvrir de lésion cérébrale à l'autopsie.

Il est vrai que dans la thèse où il essaie de démontrer que toutes les hémiplégies pleurétiques sont le résultat d'une embolie de l'artère sylvienne, de Valicourt ajoute, comme preuves, une observation qu'il a recueillie dans le service de M. Laveran, au Val-de-Grâce et une de M. Duroziez. C'est à tort, car la preuve anatomique n'a pu être faite dans ces deux cas, puisque le malade de M. Laveran sortit du Val-de-Grâce et que celui de M. Duroziez, bien qu'il mourut, ne fut pas autopsié, comme il est dit textuellement dans l'observation. La même erreur, du reste, s'est glissée dans la thèse d'agrégation de M. Landouzy (1) qui met

(1) Landouzy. Des paralysies dans les maladies aiguës. Th. agrég., 1880.

dans le groupe des paralysies pleurétiques produites par embolie cérébrale, non seulement les faits de Vallin, Potain et Robinson, mais ceux de Duroziez et de Valicourt.

Ces deux derniers, au contraire, doivent être placés, dans l'autre groupe qui comprend le plus grand nombre de faits et où l'autopsie n'a montré aucune lésion capable d'expliquer les phénomènes paralytiques. Pour ceux-ci, comme le remarque M. Landouzy « les alternatives d'augmentation et de décroissance de la paralysie, la guérison complète et rapide sont là pour témoigner que les accidents ne sont guère justiciables que de troubles fonctionnels, imputables à une action réflexe ». Ajoutons à ces considérations, contraires à l'interprétation par lésion cérébrale, l'anesthésie qui a été consignée dans certaines observations comme celle de Duroziez.

Mais ranger ces faits dans la classe des troubles réflexes n'est guère satisfaisant.

Pour expliquer leur production Bertin du Château invoque une vive excitation partant du thorax et parvenant aux régions corticales du cerveau par les faisceaux pédonculaires directs (fibres dont Meynert a démontré l'existence et que la pathologie rend pour ainsi dire palpables dans les scléroses descendantes étudiées par MM. Charcot et Bouchard. D'après MM. Lépine, Brown-Séquard, Vulpian, ces paralysies pleurétiques seraient le résultat de l'épuisement fonctionnel de la moelle par suite de l'excitation qui provient de la paroi thoracique.

On voit tout de suite que le mécanisme invoqué par ces auteurs ne résout qu'une partie du problème de la pathogénie; car, il reste à montrer pourquoi ces accidents ne s'observent que chez un petit nombre de malades.

Comme le déclare M. Landouzy, dans sa thèse d'agrégation, l'opinion de M. Peter est qu'il faut chercher leur explication dans un nervosisme antérieur. Nous allons, à l'appui de cette opinion, résumer les quelques observations où nous surprenons, pour ainsi dire, certain antécédent névropathique; car il y a lieu de faire remarquer que la plupart des observations sont muettes sur les antécédents. Il va sans dire que leur absence ne saurait être interprétée à l'encontre d'un nervosisme antérieur puisqu'elle est due en réalité à un défaut d'enquête et non à une enquête négative. D'ailleurs, les cas où l'on a constaté seulement de véritables attaques d'épilepsie ne viennent-ils pas démontrer la névrose, par conséquent, on est amené à attribuer également à un état névropathique quelconque la plupart sinon tous les cas où l'on a constaté la paralysie consécutivement à l'opération de l'empyème.

Exposons donc, en les résumant, les faits où certain symptôme antérieur témoigne de l'état névropathique des malades chez lesquels on a observé ces phéno-nerveux d'origine pleurétique. On verra qu'il s'agit toujours d'adultes, c'est-à-dire d'un âge où les embolies cérébrales sont rares. On verra de plus qu'il serait difficile d'admettre l'embolie cérébrale pour expliquer

les troubles moteurs et sensitifs, leurs alternatives de
diminution et de recrudescence.

OBS. XLV. — *Pleurésie purulente à gauche; pleurotomie
et drain; injections alcoolisées.*

S... (1) âgé de 15 ans, infantilisme marqué.

Le 15e jour immédiatement après une injection faite avec
ménagement, S... est pris d'une attaque épileptiforme, perte
de connaissance et pâleur, dents serrées, écume à la bouche;
au bout de quelques secondes, convulsions cloniques avec prédominance à gauche. Cette attaque est suivie d'un profond
sommeil qui dure une heure. On constate le lendemain que le
malade n'en a pas gardé le souvenir.

Trois jours après, une nouvelle injection pleurale provoque
une attaque identique à la première et suivie de coma. Enfin
la guérison eut lieu.

OBS. XLVI. — *Observation de M. Raynaud (2).*

Il s'agit d'un charretier que ses camarades trouvaient quel-.
quefois couché et ronflant sur la paille. Était-ce de l'ivresse
ou du coma épileptique, se demande M. Raynaud. Suivant
nous la seconde hypothèse se trouve confirmée par l'attaque
convulsive, dont cet homme a été pris au moment d'un lavage
pleural.

On lui avait fait une thoracentèse, puis la pleurotomie. Un
drain à anse par lequel on faisait des lavages à l'eau tiède,
avait été placé dans la plaie. Le 51e jour pendant qu'on pra-
tiquait l'injection quotidienne, tout à coup le malade pâlit et
tombe à la renverse, il cesse de respirer pendant une minute
environ. Ses pupilles sont dilatées. Des convulsions saccadées

(1) Brouardel. Soc. méd. des hôp., 12 nov. 1875.
(2) Raynaud. Soc. méd. des hôp., 12 oct. 1875.

agitent tous ses membres, il y a aussi du trismus, un peu d'o-
pisthotonos. Puis la face devient violacée, la bouche laisse
sortir une écume sanguinolente. Après les convulsions on
constate un coma avec stertor qui dure trois quarts d'heure.
C'est alors que le malade reprend connaissance, mais il reste
quelques heures dans l'hébétude et son bras droit est paralysé.
Deux jours après cette paralysie diminue, le dixième jour
elle a complètement disparu.

**Voici comment nous résumerons l'observation pré-
sentée à la Société des hôpitaux par M. Lépine (1).**

Obs. XLVII. — J... Charles corroyeur, 52 ans, bégaie
depuis son enfance; acuité visuelle plus faible à gauche à la
suite d'un coup de brique reçu, dit-il, dans sa jeunesse sur
l'orbite. En 1855, fluxion de poitrine suivie d'une amaurose
qui disparaît au bout d'un an.

Le 3 avril 1875, il entre dans le service de M. Matice où
M. Pitres interne a pris son observation.

On reconnaît qu'il est atteint d'un épanchement pleurétique
droit. Le 11 août thoracentèse, issue d'un liquide louche, le
23 deuxième thoracentèse, le 25 opération de l'empyème.

Trois semaines après survient la parésie du membre supérieur
droit, sans anesthésie, la face est légèrement asymétrique, le
sillon naso-labial droit, un peu moins marqué, la langue un
peu déviée à droite, pas de déviation du voile du palais, pupilles égales et contractiles, sensibilités gustative, olfactive,
auditive normales.

Les jours suivants le malade se plaint parfois de douleurs
vives, lancinantes, naissant de la plaie pleurale et s'irradiant
vers l'épaule et le bras droit jusqu'au coude ; puis la peau du
bras parétique devient sèche, les deltoïde, grand pectoral et
triceps plus flasques et plus grêles qu'à gauche.

____

(1) Séance du 26 nov. 1875. Union méd. 1er février 1876.

Cependant l'état de la plaie est satisfaisant. Au bout de deux mois la parésie après avoir présenté plusieurs fois, une diminution suivie d'exacerbation disparaît définitivement. Le 20 janvier 1876 M. Lépine constate que la guérison se maintient, et qu'il ne subsiste dans le bras qu'une légère faiblesse.

Pour le malade de M. Duroziez qui à l'occasion d'un lavage intra-pleural, fut pris d'hémiplégie droite avec aphasie et anesthésie générale prononcée surtout du côté droit, nous trouvons qu'il est dit seulement dans l'observation qu'il était pâle et nerveux.

Le malade observé dans le service de M. Laveran et dont l'histoire est rapportée dans la thèse de de Valicourt avait une surdité congénitale absolue du côté droit.

CHAPITRE X

PARALYSIES UTÉRINES

La paralysie ou plutôt la parésie d'un ou des deux membres inférieurs peut aussi se développer à l'occasion d'un traumatisme intéressant l'utérus.

Déjà l'on connaît cette parésie sous le nom de paralysie utérine depuis les travaux de Nonat (1), d'Esnault (2), et de Vallin (3). Ces auteurs avaient remarqué qu'elle se développe plus particulièrement dans les cours de la métrite parenchymateuse et du phlegmon périutérin. Ils l'ont désignée sous le nom de paralysie réflexe. Dans certains cas on peut l'attribuer à la compression des nerfs du petit bassin ; on ne peut le faire pour tous et en particulier pour les trois cas cités par Nonat, qui avait vu la paralysie utérine affecter simultanément le bras et la jambe du même côté. Cependant M. Jaccoud (4) n'hésite pas à déclarer dans son traité sur la paraplégie que tous les cas connues de paraplégie utérine peuvent s'expliquer par la compression des nerfs lombo-sacrés.

(1) Nonat. Traité pratique des maladies de l'utérus, 1860.

(2) Esnault. Des paralysies symptomatiques de l'utérus et du phlegmon péri-utérin. Th. Paris, 1857.

(3) Vallin. Des paral. sympt. des mal. de l'utérus et de ses annexes. Th. Paris 1858.

(4) Jaccoud. Traité des paraplégies.

Mais comme le fait observer M. Peter (1) ce n'est rien expliquer que de dire que ces paraplégies se produisent par action réflexe, car ceci n'explique pas pourquoi la paraplégie ne se produit pas toutes les fois qu'il y a irritation périutérine. « Une autre théorie, ajoute M. Peter, fait intervenir la compression des nerfs voisins de l'utérus. Et cette théorie paraît d'autant plus plausible que lorsque la tumeur est unilatérale, la paralysie n'existe que du côté correspondant, il y a hémiparaplégie... Mais, objecte-t-il, s'il y avait réellement compression il y aurait douleur. Ainsi le professeur Chomel, qui était atteint d'un cancer du rectum comprimant les sciatiques, éprouvait d'horribles douleurs. L'absence de paraplégie chez les femmes grosses est encore un argument contre la théorie de la compression Suivant M. Peter, lorsque la paraplégie survient dans les maladies de l'utérus, cela tient à ce que les individus étant nerveux par leurs antécédents, nerveux par leur hérédité, sont placés par leur maladie première dans un état d'imminence morbide pour un trouble fonctionnel de la moelle.

Deux faits viennent confirmer son opinion : dans le premier, il s'agit d'une paraplégie survenue dans le cours d'une pelvi-péritonite chez une femme dont la mère était atteinte d'un tic nerveux de la face et qui elle-même était très nerveuse, elle pleurait à la

(1) Peter. Conférences cliniques sur la pelvipéronite et la paralysie utérine. In Gaz, des hôp., 1871.

moindre contrariété. Le second est relatif à une paraplégie avec contracture des muscles extenseurs du
pied développée à l'occasion de coliques hépatiques. La
malade au moment où elle fut interrogée fut prise
d'un spasme nerveux du larynx qui l'empêcha de
parler. En même temps elle offrait un tic nerveux de
la face. Et pourtant elle n'était pas nerveuse, disait-
elle, parce qu'elle n'avait jamais eu d'attaque de
nerfs.

M. Boussi (1), dans une excellente thèse (1880) qui
repose sur 133 observations, a démontré que cette
relation admise entre les lésions utérines et les
troubles nerveux n'est rien moins que fondée, ces
derniers étant la manifestation d'un état nerveux ou
hystérique évoluant d'une façon à peu près indépen-
dante de l'affection utérine.

Mais il ne nie pas, toutefois, que les maladies de
l'utérus ne soient dans certains cas les causes occa-
sionnelles des troubles nerveux. Il prétend seulement
qu'il faut qu'elles trouvent un sujet prédisposé par le
nervosisme ou l'hystérie.

Mais tout ces auteurs n'ont point remarqué que
certaines de leurs observations de paraplégies survenant dans le cours d'une affection utérine sont en
réalité consécutives à un traumatisme.

C'est ainsi que dans Leroy d'Étiolles nous relevons
une parésie des membres inférieurs qui s'est mani-

______

(1) Boussi. Etude sur les troubles nerveux, réflexes observés
dans les maladies utérines, th. 1880.

Bataille.   9

festée à la suite de la cautérisation du col utérin faite par Chomel. Dans la thèse d'Esnault, trois cas analogues reconnaissent pour cause l'accouchement naturel. Un autre fait emprunté à la thèse de M. Vallin nous montre une paraplégie survenant à la suite d'un cathétérisme utérin chez une femme qui, à la suite d'un accouchement, était restée faible de la jambe droite. Le cathétérisme est si bien la cause de cet accident qui ne durait que quelques jours que par trois fois il provoque la même paraplégie avec analgésie.

Voici deux autres cas de paralysie consécutives à un traumatisme utérin chez des sujets dont les antécédents démontrent la prédisposition nerveuse.

« J'ai rencontré, dit Boussi (1), une parésie des membres inférieurs chez une jeune femme qui relevait de couches.

« Une de ses sœurs était hystérique, et, elle-même, réglée à 11 ans 1/2, eut de nombreux troubles nerveux, de l'amblyopie entre autres, et en même temps que sa parésie elle présentait de l'insensibilité de tout le côté droit, hémianesthésie justiciable des plaques de zinc. »

OBS. XLVIII. — *Fausse couche de trois mois ; hémianesthésie du côté droit.*

Fille (1) de 18 ans. Père mort de la poitrine, il était épileptique.

Réglée à 14 ans. Pendant la guerre de 1870, elle eut peur d'un obus qui tomba dans sa chambre et son bras *gauche* fut

(1) Boussi. Loc. cit., p. 72.

frappé de paralysie ; puis, un peu plus tard, la paralysie gagna la jambe *droite*, elle était donc croisée. Après deux ans de durée, cette paralysie cessa brusquement.

Il y a quelque temps, cette fille fait une fausse couche qui la laisse très anémique. Pendant la convalescence elle devient anesthésique du côté droit. La sensibilité est ramenée par les plaques d'or.

CHAPITRE XI.

Dans le cours des affections urinaires, on a également rencontré la paraplégie. D'après M. Charcot (1),
les paraplégies urinaires doivent être rangées en
trois groupes : dans le premier, on place les paraplégies liées à une altération inflammatoire de la
moelle épinière ; au second, se rattachent les cas où
la faiblesse musculaire reconnaît pour cause une lésion des nerfs du plexus sacré produite par propaga-
tion du travail morbide d'un organe voisin. Et enfin,
il y a le groupe des paraplégies urinaires réflexes
que l'on appelle ainsi, parce qu'elles ne répondent à
aucune lésion, apparente au moins, de la moelle ni
des nerfs.

C'est dans ce dernier groupe qu'on doit placer la
majorité des faits rapportés par Stanley, Rayer, Brown-
Séquard, Leroy d'Etiolles, et qu'ils ont rencontrés
dans les maladies de la prostate, de l'urèthre, de la
vessie et des reins.

Ces paraplégies réflexes peuvent se distinguer cli-
niquement, comme nous le montre la description
qu'en a donnée M. Charcot. Elles ne s'étendent ja-

(1) Mouvement médical, 1872.

mais aux membres supérieurs, elles consistent en un affaiblissement parétique des membres inférieurs, sans accompagnement de paralysie de la vessie ou du rectum. Les eschares, les douleurs dorsales, la douleur en ceinture, tous phénomènes qu'on observe dans la myélite aiguë font défaut quand il s'agit d'une paraplégie réflexe. Et le trait caractéristique, c'est qu'il se produit une modification rapide et parfois une cessation complète de la paraplégie si l'affection urinaire vient à s'amender. La vie est rarement menacée.

Pour nous, il y a lieu de se demander si, parmi ces paraplégies réflexes, un certain nombre ne relève pas d'un état névropathique antérieur, de l'hystérie par exemple, et s'il n'en est pas qui soient consécutives à un traumatisme.

Dans une étude (1) sur les troubles urinaires qu'on observe dans les maladies du système nerveux, M. Ch. Féré fait remarquer que les paralysies réflexes de Brown-Séquard, constatées dans le cours des maladies des voies urinaires, se rencontrent assez souvent chez de jeunes sujets (Stephanini, Dieu, etc.), ou chez des sujets nerveux. « Il est permis, ajoute cet auteur, de comparer quelques-unes de ces paralysies aux paralysies qui se développent chez les hystériques en conséquence d'une irritation périphérique, d'un traumatisme, etc... Ce rapprochement est d'autant plus acceptable qu'on a pu voir dans les mêmes circons-

____

(1) Ch. Féré. In Arch. de neurologie, n° 20, 1881.

tances (extraction d'un calcul), paraître une hémianesthésie incomplète (Le Dentu). «

Un autre fait a été signalé par M. Le Dentu (1) comme un nouveau cas de paraplégie survenant dans le cours d'une affection urinaire. Il s'agit d'un homme atteint d'un rétrécissement blennorrhagique qui a déterminé la rétention d'urine. L'auteur ajoute que l'urèthre était le siège d'un état de spasme avec irritabilité excessive, ce qui rendait l'exploration très difficile. Cette irritabilité spéciale de la muqueuse uréthrale se rencontre, on le sait, particulièrement chez les individus d'un tempérament nerveux (2). Or, après l'exploration de l'urèthre chez ce malade, on a constaté le développement d'une parésie des membres inférieurs sur lesquels il existait des plaques d'anesthésie. La guérison eut lieu en quelques jours. Il est certainement permis d'attribuer au cathétérisme, bien qu'il ait été pratiqué avec toutes les précautions désirables, l'accident paralytique et ce dernier est survenu chez un sujet, dont le nervosisme est accusé par son irritabilité excessive qui a été vite calmée par l'emploi du bromure de potassium.

Quant aux faits qui se sont terminés par la mort, nous nous rangeons à l'avis de M. Laveran (3) qui, reprenant l'étude des paraplégies urinaires réflexes, a montré qu'il ne suffit pas de constater l'absence de lésion médullaire à l'œil nu pour déclarer telle para-

(1) In Bulletin de Thérapeutique, 1879.
(2) Guyon. Maladies des voies urinaires.
(3) Laveran. In Arch. de physiologie, 1875, p. 866.

plégie comme étant d'ordre réflexe, mais qu'il faut recourir à l'examen microscopique. En effet, il a observé un cas d'incontinence d'urine compliqué de paraplégie qui s'est terminé par la mort; à l'autopsie, la moelle n'offrait rien de particulier, mais le microscope a permis de constater l'atrophie des grandes cellules de la région lombaire.

Quoiqu'il en soit, M. Laveran ne se refuse pas à admettre l'existence des paraplégies urinaires hystériques, mais alors, ce sont celles qui guérissent rapidement. Ajoutons que, même avant leur guérison, les troubles de la sensibilité habituels aux hystériques pourront les faire reconnaître.

CHAPITRE XII.

AMNÉSIE TRAUMATIQUE

Une seule des facultés psychiques peut être atteinte par un traumatisme, telle est la mémoire, comme on l'a signalé, principalement après les chocs portant sur la tête. Ce trouble de la mémoire consiste dans ce qu'on appelle l'amnésie; il y a, consécutivement au traumatisme, oubli absolu de toutes les circonstances auxquelles le blessé à été mêlé pendant un certain temps.

C'est M. Azam, (1) qui dans son étude sur les troubles intellectuels provoqués par les traumatismes cérébraux a signalé son caractère distinctif. L'amnésie traumatique est rétrograde ou rétroactive. L'individu, chez lequel on constate ce désordre particulier de l'intelligence, n'a pas perdu la faculté de se souvenir, sa mémoire est aussi active qu'avant l'accident, le seul trouble qu'elle offre consiste dans l'oubli des circonstances qui ont immédiatement précédé l'accident, de celles qui l'ont accompagné et, quelquefois aussi, cet oubli comprend encore les premières heures consécutives à l'accident. Et pendant ce temps où il est incapable de fixer dans sa mémoire les cir-

(1) Azam. Les troubles intellectuels provoqués par les traumatismes cérébraux, in Arch. gén. de méd. VI, 1881.

constances qu'il traverse, l'individu a toutes les apparences extérieures de la raison, il agit, il exécute
une série d'actes, comme s'il se trouvait dans son état
normal.

Le plus souvent cette lacune de la mémoire comprend une période qui commence presque immédiatement avant l'accident pour finir tout de suite après.
A part la lésion traumatique, qui n'est pas toujours
constatable, on n'observe pas d'autre phénomène
que cette abolition particulière du souvenir. Cela est
important à retenir. Par exemple, un individu est
interrogé sur certaines circonstances dans lesquelles
il a reçu un coup plus ou moins violent sur la tête,
il a de l'amnésie traumatique, de sorte qu'il ne peut
répondre. Soupçonnera-t-on la simulation, suivant le
précepte de Casper qui écrit :

« Il y a simulation, lorsqu'un criminel, se plai-
« gnant de *faiblesse de tête*, répond à toutes les ques-
« tions excepté à celles qui se rapportent à son crime,
« tandis que sa faiblesse ne l'a pas empêché de re-
« tenir des dates, des nombres, etc... »

Mais les commentaires d'Hoffmann, nous montrent
que telle n'est pas l'opinion du professeur Brouardel
qui écrit : « La commotion cérébrale, même légère,
« détermine parfois une perte de la mémoire, portant
« principalement sur les faits qui ont accompagné
« l'accident. Le peu de gravité de celui-ci et l'inten-
« sité des désordres consécutifs étonnent l'expert et
« laissent soupçonner une simulation. Il y a donc

« intérêt à connaître les caractères de cette amné-
« sie. »

Elle est rétrograde, avons-nous dit. Elle porte sur
une période qui commence un peu avant le traumatisme et qui finit une ou plusieurs heures après. Il
faut encore remarquer que, durant cette période, le
sujet est en pleine possession de lui-même, en état
de conscience, il accomplit certains actes qui ne permettent pas de supposer le moindre trouble des facultés intellectuelles. Rappelons quelques faits.

Obs. XLIX. — Kaempfen (1) cite un officier qui, après une
chute de cheval sur le côté droit, remonte à cheval, fait la
manœuvre, remplit les divers actes inhérents à son service de
la journée, mais le lendemain, il lui est impossible de se rappeler ce qu'il a fait la veille, ni l'accident qui lui est arrivé.

Obs. LI. — Une dame (Rendu) (2) tombe sur l'épaule ; pendant trois jours elle ne se souvient ni de sa chute, ni du voyage
en chemin de fer qu'elle a accompli pour rentrer chez elle.

Obs. LII. — Laycok (3) cite un mécanicien qui se heurte la
tête dans sa chute, et qui perd la mémoire à partir de ce moment, bien que conservant le souvenir de toutes les années
écoulées jusqu'à son accident. « En arrivant à l'hôpital, il ne
peut dire s'il est venu à pied, en voiture ou par le chemin de
fer. En sortant de déjeûner il oublie qu'il vient de le faire,
il n'a aucune idée de l'heure, ni du jour, ni de la semaine. »

Obs. LIII. — M. Motet (4) a rapporté un fait analogue ;

(1) Ferré, Essai sur l'amnésie traumatique isolée. Th. Paris,
1881.
(2) Rendu. In Revue des sciences méd., 1883.
(3) Laycok. Cité par Ribot. Maladies de la mémoire, 1880,
p. 62.
(4) Motet. In Union médicale, 1870.

il s'agit d'une dame de 30 ans qui, en sautant de wagon, tombe sur le côté, la tête heurtant le sol. Immédiatement relevée, elle donne le bras à son mari et sort de la gare. Arrivée sur l'un des boulevards de Paris, où elle était venue pour assister aux obsèques d'une amie, elle demande à son mari pourquoi elle se trouve à Paris, et, comme elle répète plusieurs fois cette question, son mari s'aperçoit qu'elle a perdu la mémoire. Elle est ramenée chez elle et l'on constate qu'elle ne se souvient pas des faits récents; à deux minutes d'intervalle elle dit la même chose, oublie la personne qu'elle vient de voir, l'accident est également oublié. Quant aux faits qui l'ont précédé, ils sont parfaitement conservés. On ne constate aucune espèce d'autre trouble intellectuel ou physique.

Dans la majorité des faits, la perte du souvenir de l'accident est temporaire, elle ne dure que quelques jours. Mais comment cette lacune de la mémoire est-elle comblée par le malade? Est-ce par une réminiscence directe? Les observations ne le disent pas. D'ailleurs le témoignage des personnes qui entourent le malade doit hâter cette réminiscence, cette récupération du souvenir de l'accident. Voici un fait qui semble démontrer qu'elle peut être entièrement spontanée de la part du malade. Ce fait étonna particulièrement le parquet de Rouen.

Obs. LIV. — Une jeune fille accompagnée d'un enfant est attaquée (1) sur une route par un individu. L'enfant est tué, la jeune fille reçoit de nombreuses blessures à la tête. Reportée chez ses parents on constate une fracture du maxillaire inférieur. Pendant un mois, il lui fut impossible de répondre

(1) Le 22 novembre, 1872.

au juge d'instruction sur les divers incidents du crime. Elle se rappelait avoir été attaquée par un individu que l'enfant avait reconnu, et dont il avait prononcé le nom, mais elle ne pouvait répéter ce nom, ni donner le moindre détail sur l'individu. Enfin après un délai, qui parut singulièrement long au médecin légiste et aux magistrats, la réminiscence se fit (1); mais quel ne fut pas leur étonnement en apprenant de la jeune fille elle-même, que le coupable était précisément un individu qui, depuis le jour du crime, venait fréquemment voir la jeune fille qu'il connaissait depuis longtemps, et dont il était le contre-maître à l'atelier.

Il va sans dire que si la victime, dans ce cas particulier, n'a pas plus tôt reconnu et nommé celui qui l'avait frappée, c'est que l'amnésie ne lui permettait pas de le faire. Mais ce fait est surtout remarquable par la spontanéité de la réminiscence.

La réminiscence n'a pas toujours lieu, l'abolition du souvenir peut être définitive. En voici un exemple emprunté à M. Ribot (2).

Obs. LIV. — Une jeune femme fût prise en couches d'une longue syncope, à la suite de laquelle elle avait perdu la mémoire du temps qui s'était écoulé depuis son mariage inclusivement. Elle se rappelait très exactement tout le reste de sa vie jusque-là. Elle repoussa avec effroi, dans les premiers instants, son mari et son enfant. Depuis elle n'a jamais pu recouvrer la mémoire de cette période de sa vie.

L'amnésie temporaire précédée ou non de la perte de la connaissance au moment du traumatisme peut

(1) Le 20 décembre, 1872.
(2) Ribot. Loc. cit., p. 61.

être le seul désordre intellectuel comme nous venons d'en citer des exemples.

D'autres fois l'amnésie n'est pas isolée, elle s'accompagne d'hallucination, ce qui est encore du plus haut intérêt pour le médecin légiste.

M. Tourdes (1) rapporte en effet qu'une femme, qu'on avait sauvée de la strangulation, présenta, dans la suite, non seulement de l'amnésie, mais commit l'erreur de désigner, comme étant le meurtrier, une personne qui lui avait donné des soins.

Dans un autre fait (2), il s'agit d'un hystérique qui est projeté violemment sur le trottoir par une voiture. Or, l'individu affirmait que les roues lui étaient passées au niveau de la partie supérieure des cuisses, bien que le contraire fût démontré par les témoins et par l'absence de blessure dans cette région. Quand cet état d'amnésie rétrograde fut terminé; le malade avoua que les circonstances de l'accident, telles qu'il les avait primitivement racontées, s'étaient ainsi présentées à son esprit.

Nous reviendrons sur ce fait à propos des antécédents présentés par le malade.

Une de ses cousines germaines a été atteinte d'épilepsie; une de ses sœurs avait eu des attaques de nerfs. Lui-même était resté aphone pendant plusieurs mois à la suite d'une fièvre typhoïde.

L'amnésie traumatique ne consiste pas toujours seulement dans l'abolition du souvenir des faits, elle

(1) Article strangulation. In Dictionn. des sc. médicales.
(2) Charcot. Mal. du syst. nerveux, t. III, p. 112.

peut porter aussi sur certaines facultés que la mémoire nous permet d'acquérir.

M. Azam a constaté chez un homme, à la suite d'une commotion reçue en chemin de fer, non seulement l'oubli de l'accident, mais la perte de la mémoire de l'orthographe et du calcul.

Le désordre est plus profond encore dans le fait suivant : Un clergyman (1), dit Forbes Winslow, à la suite d'une commotion causée par une chute, reste totalement inconscient. Revenu à lui, il était dans l'état d'un enfant intelligent. Quoique d'un âge mûr, il recommença, sous des maîtres, ses études anglaises et classiques.

La réminiscence se fit en quelques semaines.

Une jeune femme, d'après M. Ribot, à la suite d'une chute dans une rivière, resta plusieurs heures sans connaissance et revint à elle privée de l'ouïe, de la parole, du goût et de l'odorat, ignorante de toute chose. Elle ressemblait à un animal privé de cerveau. Après quelques mois de rééducation, tous ces troubles disparurent.

Il est remarquable que toutes les observations d'amnésie traumatique rapportées par Azam, Rouillard (2) et Ferré (3) se rapportent à des individus qui avaient été atteints par un traumatisme céphalique (chute ou coup). Elles nous montrent également combien ce traumatisme peut être léger, ainsi que les caractères de l'amnésie qu'on lui attribue. Tenant

(1) Ribot. Loc. cit.
(2) Rouillard. Amnésie traumatique. Th. Paris, 1881-83.
(3) Ferré. Th. sur l'amnésie traumatique, 1881.

compte de la région sur laquelle semble porter constamment le traumatisme, jusqu'à présent, on pouvait croire à la nécessité d'un choc céphalique pour que l'amnésie puisse se produire. Aussi les auteurs qui ont écrit sur ce sujet ont-ils tout de suite invoqué la commotion cérébrale pour expliquer la pathogénie de ce trouble intellectuel.

L'observation de M. Tourdes semblait se refuser à cette interprétation : Rouillard suppose alors qu'il y a eu traumatisme céphalique et par conséquent commotion cérébrale. Dans la strangulation à la main, suivant lui, l'assassin a presque toujours assommé sa victime d'un coup de poing sur la tempe avant de l'étrangler. La lésion de la mémoire peut être alors produite par ce traumatisme crânien. Nous ne contesterons pas cette explication. Mais comme nous le verrons, MM. Ch. Féré (1) et Bréda ont relaté un fait d'amnésie qui, entre autres considérations intéressantes, offre ce caractère particulier que l'amnésie est consécutive à la pendaison. On ne peut y trouver de traumatisme céphalique ; pour ce fait, la théorie de la commotion n'est pas applicable. L'est-elle d'ailleurs pour tous les autres faits, puisque l'amnésie s'observe même à la suite de traumatismes très légers, qui d'ordinaire ne sont suivis d'aucun trouble quelconque? Pour ces cas particuliers il faut bien admettre une certaine prédisposition individuelle. L'observation de M. Ch. Féré nous montre que

(1) Ch. Féré et Bréda. In Arch. de neurologie, t. XII, p. 377.

cette prédisposition peut être affirmée par les antécédents du malade. En voici le résumé :

OBS. LVI. — *Antécédents héréditaires.* — Père buveur,
sujet aux névralgies: mère souvent prise d'attaques de nerfs.

Antécédents personnels. — Chez la femme qui fait le sujet
de cette observation, on relève que dix-huit ans avant son
entrée à la Salpêtrière, elle a présenté de la manie hystérique; elle voulait se suicider. Depuis quelque temps la mélancolie a recommencé, elle a fait diverses tentatives pour
se suicider. Pendant son séjour à la Salpêtrière, malgré la
surveillance dont elle est l'objet, elle réussit à se pendre à la
barre de fer d'une fenêtre. Mais on s'aperçoit vite de sa disparition, et l'on parvient à la ramener à la vie.

Les jours suivants, on constate qu'elle a perdu le souvenir
de sa tentative et des circonstances qui l'ont immédiatement
précédée. L'état mental est lui-même amélioré. Antérieurement la malade était sombre, anxieuse, maintenant elle est
calme et sa physionomie ouverte; les idées de suicide ont disparu. Cette amélioration ne fût pas de longue durée, le délire
semblait la reprendre huit jours après; quant à sa tentative
de suicide, il est impossible de lui en faire retrouver le
souvenir.

L'observation qui précède permet de supposer que
ceux qui antérieurement ont observé l'amnésie traumatique ont pu se trouver en présence d'individus
dont quelques uns avaient des antécédents d'ordre
névropathique. Par exemple, dans le fait de M. Motet,
ne peut-on affirmer la prédisposition, puisque la
malade en question avait antérieurement offert de
l'amnésie pendant trois jours, à la suite d'une chute
faite de dessus une escarpolette? Le souvenir de ce

fait avait permis à son médecin de prédire que son nouvel état d'amnésie consécutif à sa chute de wagon ne serait pas de longue durée.

L'amnésie traumatique ne peut donc pas toujours être considérée comme la conséquence directe de la commotion cérébrale. Elle est quelquefois une manifestation hystérique (cas de MM. Féré et Bréda). Ce n'est pas tout ; la plupart des faits connus sont relatifs à des chutes ; ceux qui les ont relatés ne se sont pas demandé si, dans ces cas, la chute était toujours accidentelle ou bien le résultat d'un vertige épileptique, par exemple. Cette objection a été ainsi formulée par M. Ch. Féré(1) : « Pour établir, dit-il, la réalité de l'origine traumatique d'une amnésie, il est indispensable de prouver que cette amnésie a succédé non pas à un traumatisme quelconque, mais à un traumatisme indiscutablement accidentel, dans lequel le sujet a été purement passif ».

Or, la plupart des faits tombent sous le coup de cette objection qui avait été provoquée par une observation de M. Rouillard (2) relative à une amnésie consécutive à une chute qu'avait faite une femme dans son escalier. C'était une sage-femme, elle alla ensuite assister une femme en couches. Ce n'est que quelques minutes après la délivrance qu'elle revint à elle, ayant perdu le souvenir de sa chute et des soins qu'elle avait donnés à la parturiente.

(1) Soc. médico-psychologique, 26 octobre 1885.
(2) Ibidem.

Pour ce qui est des actes accomplis par cette sage-femme pendant son état d'amnésie, M. Ch. Féré ne croit pas qu'ils se sont exécutés par l'automatisme de la mémoire. Ainsi «lorsqu'un épileptique, dit-il, fait une fugue dite inconsciente, il est capable de se rendre dans une ville où il n'est jamais allé, en se conduisant de telle façon que personne ne le remarque. Il donne des preuves d'initiative et agit comme il pourrait le faire en état de santé, c'est-à-dire en tenant compte de ses connaissances antérieurement acquises : on ne peut pas dire qu'il s'agisse là d'automatisme au sens habituel du mot. Cet épileptique ne perd véritablement conscience de son état antérieur qu'au moment où il paraît revenir à lui ; pendant sa soi-disant absence il a exécuté des actes tout aussi compliqués que ceux de la sage-femme dont il vient d'être question ».

Ainsi, quelques uns au moins des faits donnés comme exemple d'amnésie traumatique pourraient bien se rapporter à l'amnésie provoquée par une attaque d'épilepsie dont la chute a été faussement interprétée.

Il résulte de ces considérations qu'il n'est possible de connaître la cause réelle de l'amnésie consécutive à un traumatisme que lorsque le sujet est frappé par un corps étranger dans l'exercice régulier de ses fonctions. Quand il s'agit d'une chute, on ne sait si elle est la cause de l'amnésie, ou, comme elle, la conséquence d'un état congestif ou épileptique.

Cette objection, s'appliquant à la plupart des observations connues, nous montre qu'elles ne sont pas des exemples certains d'amnésie traumatique. Celles que l'on peut considérer comme telles se réduisent à un petit nombre. Le mémoire d'Azam en contient deux, une après un choc reçu dans un accident de chemin de fer, une autre après un coup de pied au sourcil. Dans un fait de John Bell l'amnésie est due aussi à un choc dans un train. Ajoutons le cas de M. Tourdes, celui de M. Charcot et un autre de M. Ch. Féré. Ces deux derniers nous montrent, par les antécédents d'ordre névropathique trouvés chez les malades, que ce n'est point à la nature particulière du traumatisme qu'il faut attribuer le singulier. phénomène qui l'a suivi.

CHAPITRE XIII.

On sait que sous l'influence d'un agent vulnérant il se produit immédiatement une douleur plus ou moins circonscrite qui disparaît au bout d'un temps plus ou moins long.

Mais la cessation de la douleur, l'algostase, comme l'appelle M. Verneuil, n'est pas toujours définitive. La douleur peut renaître avec une intensité telle qu'elle constitue un symptôme des plus pénibles pour le malade. Et pourtant il n'y a point de corps étranger dans la plaie, ni collection de sang, de sérosité ou de pus, ni inflammation phlegmoneuse, ni travail de mortification; toutes causes qui sont capables de provoquer le retour de la douleur.

Les observations que nous allons rapporter montrent que c'est à l'état névropathique et particulièrement à l'hystérie qu'il faut attribuer au moins dans certains cas le retour de la douleur.

Brodie (1) a déjà signalé la névralgie comme un symptôme de l'hystérie qu'on peut observer à la suite d'un traumatisme.

(1) Brodie. Loc. cit p. 38.

Obs. LVII. — Ainsi, dit-il, une femme à laquelle on vient de pratiquer l'opération de la saignée éprouve une vive douleur qui se passe, la plaie guérit. A ce moment elle se plaint d'une vive douleur qui s'étend tout le long du membre supérieur jusqu'au cou et à la paroi thoracique du côté correspondant. On croit à la lésion d'un filet nerveux. Or, c'est dans l'état particulier du système nerveux de cette femme qu'il faut chercher l'explication de ses souffrances. Pour peu que vous poussiez votre interrogatoire, fait-il remarquer, vous trouverez qu'elle était sujette à certains troubles nerveux bien avant ceux qu'elle met sur le compte de sa saignée, et vous pourrez constater que, quand ceux-ci auront disparu, ce sera pour faire place à d'autres accidents de même nature.

Brodie cite encore le fait suivant :

Obs. LVIII. — Une femme de 30 ans fut admise à l'hôpital St-Georges, pour une fracture simple des deux os de l'avant-bras. La fracture ne présentait rien d'anormal, mais la malade se plaignait d'une très grande douleur au niveau de la fracture. Petit à petit la douleur remonta le long du bras jusqu'à l'aisselle et même s'étendit à ce côté-là du cou et de la tête. Le moindre mouvement du membre, même le fait de soulever l'avant-bras de dessus l'oreiller, était la cause d'une violente douleur et d'une agitation du membre, bientôt suivie d'un état qu'on pourra désigner sous le nom de syncope hystérique, état dans lequel la malade demeurait pendant plusieurs minutes complétement insensible aux impressions extérieures. La fracture guérit comme dans un cas ordinaire, mais les symptômes nerveux persistèrent pendant plusieurs semaines et disparurent graduellement. Pour bien montrer que ce genre de symptômes dépend plus de la constitution que de la lésion locale, disons qu'environ deux ans avant cet accident, que je viens de relater, cette malade avait subi un léger traumatisme à la cheville, et qu'une série d'accidents nerveux survinrent à cette époque présentant une grande ressemblance avec ceux qu'on a constatés chez elle pendant son séjour à l'hôpital.

Dans l'intéressant mémoire de M. Verneuil sur les névralgies traumatiques, nous trouvons plusieurs faits où les antécédents du malade témoignent de son état névropathique, ce qui confirme l'opinion de Brodie.

Obs. LIX. — P. Victor (1) atteint d'ostéoarthrite du genou droit. (Résumé de l'observation XV.)

Chétif, très impressionnable ; s'il eût été du sexe féminin, il eût été dit hystérique (2). Dans son enfance, convulsions suivies de strabisme. Point de syphilis, ni d'habitudes d'ivrognerie. Amputation de la cuisse.

Chloroformisation accompagnée de troubles respiratoires et de mouvements désordonnés. Rétention d'urine. L'urine ne contient ni sucre ni albumine.

Le deuxième jour après l'opération, la rétention d'urine cesse, mais il se manifeste des douleurs vives, lancinantes, passagères.

Le troisième jour, tremblement dans les deux bras, suivi de contracture, avant-bras dans la flexion et la pronation forcées, doigts crispés et fléchis dans la paume de la main.

Secousses d'abord dans le membre abdominal sain, puis dans le moignon qui se soulève involontairement; douleurs lancinantes dans la plaie, resserrement des mâchoires.

Ces accidents qui revenaient par accès, sans élévation de température, cédèrent en quelques jours au sulfate de quinine pris à la dose d'un gramme, le soir.

(1) Névralgies traumatiques secondaires précoces. In mémoire lu au Congrès de Lille, 1874.

(2) Aujourd'hui il est reconnu que l'hystérie est loin d'être rare dans le sexe masculin. (Voy. Leç. de M. Charcot).

Le troisième volume (1) des mémoires de chirurgie de M. Verneuil contient encore deux autres faits de névralgies hystéro-traumatiques contre lesquelles le sulfate de quinine lui a donné d'excellents résultats.

OBS. LX. — *Brûlure chez une femme hystérique; névralgie secondaire précoce.*

(In Traumatismes et Etats constitutionnels, de M. Verneuil.
(Résumé.)

R... (Eugénie), 55 ans. Brûlure du pied au troisième degré. Le moindre contact, l'application du pansement, provoquent de vives douleurs. Ni lymphangite, ni adénite inguinale. Pansement antiseptique ouvert et pulvérisations répétées avec solution phéniquée à 2 pour 0/0. Ces moyens ordinairement si calmants, dit M. Verneuil, restent sans effet. Insomnie causée par douleurs très vives la nuit, au siège de la brûlure, N'éprouve du soulagement que le matin. 60 centigr. de sulfate de quinine sont pris l'après-midi. Guérison le lendemain.

Antécédents. — Attaques de nerfs depuis l'âge de 40 ans, tous les quinze jours, consistant en chute avec perte de connaissance et mouvements convulsifs des membres. Au réveil, qui survient, en général, au bout de quelques minutes, la malade conserve quelquefois le sentiment de l'attaque. On constate une hémianesthésie gauche; on hypnotise la malade en pressant les globes oculaires pendant quelques minutes.

Ainsi se trouve établie la prédisposition à la névralgie traumatique précoce.

(1) Verneuil. États constitutionnels et traumatisme, 1883, p. 598.

Obs. LXI. — *Brûlure des avant-bras chez une hystérique ;
névralgie secondaire précoce.*

A propos du second fait, M. Verneuil dit :

J'avais tout récemment, dans mes salles, un cas où l'on
trouve un contraste frappant entre l'intensité des douleurs et
la légèreté des lésions. Il s'agissait d'une jeune fille de 10 ans,
cuisinière, de constitution moyenne, semblant jouir d'une
bonne santé et ne paraissant rien moins que nerveuse. Huit
jours auparavant, elle avait renversé sur ses avant-bras nus
de l'eau chaude... L'épidermisation était à peu près complète,
lorsque cette fille entra dans mon service. Tout semblait fini,
mais elle m'affirma qu'elle souffrait plus que jamais et ne
pouvait supporter le moindre contact au niveau des surfaces
dénudées. Le savant chirurgien de la Pitié crut à la simulation d'abord, mais les douleurs persistèrent ; sans la prévenir,
il lui fit prendre 50 centigr. de sulfate de quinine. Le lendemain, elle était fort soulagée. Deux jours plus tard, les douleurs spontanées et l'hyperesthésie locale avaient disparu.

Antécédents. — Convulsions pendant son enfance. Attaques
de nerfs dans l'adolescence.

Notre observation personnelle est un exemple de
névralgie développée en conséquence d'une fracture
de radius chez un sujet dont la prédisposition névropathique est manifeste. Ce fait montre aussi combien
les névralgies hystéro-traumatiques sont peu connues.

Obs. LXII. — *Fracture du radius ; névralgie ; antécédents
nerveux.*
(Observation personnelle.)

Le 2 avril, M. F... cultivateur, en faisant une chute de
voiture, se fracture l'extrémité inférieure du radius. Nous le
pansons immédiatement (appareil de Malgaigne), la douleur

est aussitôt calmée. Deux heures après, F... se plaint d'une vive douleur au foyer de la fracture, nous relâchons le diachylon mais la douleur persiste. En opérant une certaine traction sur la main, la douleur disparaît immédiatement, mais au bout de deux ou trois heures, aucun moyen ne soulage le malade, qui éprouve de vifs élancements au niveau de la fracture, élancements qui s'irradient dans le doigt médius, dans le coude et jusque dans le plexus brachial. F... accuse également de l'engourdissement dans tous les doigts, il compare les élancements à des décharges électriques.

Après avoir enlevé l'appareil, sur les instances de F..., nous constatons un certain gonflement, une chaleur normale de la peau, et sur la face palmaire, au-dessus de l'articulation radio-carpienne, apercevant une cicatrice linéaire, nous en demandons l'origine, et F... nous raconte qu'à l'âge de 12 ans il est tombé sur le toit de verre d'une serre ; il se fit alors une plaie qui saigna beaucoup, la cicatrisation fut rapidement obtenue ; depuis, il a conservé une insensibilité presque absolue du doigt médius et, chose curieuse, les élancements qu'il accuse en ce moment, ont apparu d'abord dans ce doigt où leur intensité est plus grande que dans le reste du membre. En même temps nous constatons que la peau de ce doigt n'est plus anesthésiée. F... éprouvant un peu de calme, nous lui appliquons l'appareil sans le serrer, et nous nous retirons, laissant F... avec un pouls à 60° et sans fièvre. Pendant la nuit les élancements redoublent d'intensité ; le médecin de la famille, appelé, met sur le compte d'une trop forte constriction ces phénomènes douloureux ; il enlève l'appareil et se retire. Retour des douleurs. Nouvelle visite du médecin qui remet l'appareil et s'en va, après avoir prescrit quinze gouttes de laudanum qui n'amènent aucun soulagement. Vers le matin rémission des douleurs ; état général très bon ; pouls à 60°.

Le soir, recrudescence. Un chirurgien expérimenté, que nous faisons appeler, supprime l'attelle dorsale, et l'on met de l'arnica en abondance sur tout l'avant-bras ; il prescrit une potion contenant 45 gr. de sirop de morphine. Nous restons près de F... à qui les douleurs arrachaient des cris. En une heure et demie la potion était prise, sans résultat ; à 11 heures, inhalation de chloroforme, sommeil d'un quart d'heure de durée, sans aucune espèce d'incident ; à minuit, injection hypodermique d'un centigr. et demi de morphine.

Nuit aussi pénible que la précédente. Il en fut de même des sept nuits suivantes. C'était vers le matin qu'il y avait un peu de rémission et pendant le jour ; mais, le soir, les élancements reprenaient régulièrement. Pendant ce temps, le pouls ne dépassa jamais 68 pulsations ; l'état général était satisfaisant ; le gonflement du bras était devenu assez considérable, et l'on voyait depuis l'articulation radio-carpienne jusqu'auprès du coude, sur le bord cubital, bord le plus déclive, une longue traînée ecchymotique, d'une couleur très foncée.

Pendant ce temps, nous apprîmes les renseignements rapportés plus loin, et, nous fondant sur ces antécédents nerveux, nous crûmes constamment à un heureux résultat, bien que le chirurgien consultant émît la crainte d'une gangrène ou d'un phlegmon. Les pilules de cynoglosse données à la dose de 20 centigr. toutes les deux heures n'eurent aucune influence. Et le soulagement vint naturellement le dixième jour ; jusque-là l'insomnie avait été absolue ; alors F... put dormir quelques heures dans le jour. Les nuits restèrent encore assez pénibles. On avait remis l'attelle dès le douzième jour : F... se plaignait constamment de l'engourdissement des doigts qui étaient presque anesthésiés.

Le trentième jour l'appareil fut enlevé, les mouvements sont revenus complètement.

Antécédents. — Les phénomènes douloureux que les deux médecins attribuaient si complaisamment à une trop forte contention de l'avant-bras, nous donnèrent l'idée de nous renseigner sur les antécédents et sur la famille de notre malade.

La goutte est héréditaire dans la famille du père depuis plusieurs générations. Celui ci a des déformations aux doigts, il est petit, maigre, bégaie et fait abus des liqueurs alcooliques.

Mère atteinte d'eczéma chronique. Une nièce du père a eu à l'âge de 15 ans une paralysie de l'épaule vraisemblablement de nature hystérique, une autre nièce est choréique.

Le frère de notre malade est âgé de 20 ans, il est sujet à des attaques de rhumatisme articulaire aigu; il s'engagea pour cinq ans par suite d'un coup de tête.

La sœur est mère de trois enfants; nous manquons de renseignements à son égard, mais nous savons qu'un de ses enfants, âgé de 7 ans, qui apprend avec une facilité prodigieuse, s'est avisé un soir de mettre le feu dans un cabinet de toilette.

Dans l'histoire personnelle de notre malade, nous relevons :

1° Un délire furieux, causé par une plaie de tête et qui dura plusieurs jours sans être amendé par le chloral;

2° Une hémiplégie droite qui survint spontanément pendant son volontariat avec perte de la sensibilité et paralysie faciale et qui disparut en six mois. Notre malade fut traité par l'électricité.

Retenons de ces observations : 1° qu'il est utile de savoir qu'il y a parfois dans le cours d'une lésion traumatique (fracture, coupure, brûlure), des névralgies d'ordre névropathique; 2° que, d'après les faits de M. Verneuil, elles cèdent au sulfate de quinine.

Ce que nous venons de dire sur les névralgies qui viennent compliquer les traumatismes de la pratique journalière, nous pourrions le répéter à propos de certaines névralgies consécutives à l'accouchement, aux opérations diverses pratiquées sur les organes génitaux.

Nous voulons parler de ces douleurs qu'a décrites M. Courty (1) et auxquelles il assigne trois sièges principaux : la région rénale, l'hypogastrique, l'iliaque, le plus souvent du côté gauche et trois sièges accessoires : l'anus ou le périnée, le vagin ou le col de l'utérus, la profondeur du bassin. Ces douleurs se développent, comme on sait, le plus souvent sous l'influence des affections multiples des organes géni· taux et du bassin.

Chez certaines femmes, la douleur est particulièrement vive, elle s'accompagne d'autres troubles de la sensibilité (2). Ces troubles consistent dans l'anesthésie limitée à un bras ou à tout un côté du corps, ce qui constitue l'hémianesthésie, ou bien ce sont des névralgies intercostales, quelquefois temporales accompagnées d'une céphalalgie intermittente plus ou moins opiniâtre. Chez d'autres enfin, les phénomènes hystériques sont encore plus accusés et ne permettent plus de douter de la véritable nature des phénomènes douloureux que Boussi rapporte avec raison à l'hystérie.

(1) Courty. Traité pratique des maladies de l'utérus et des annexes, 1866.

(2) Boussi. Etude sur les troubles nerveux réflexes observés dans les maladies utérines. Th. de Paris, 1880.

CHAPITRE XIV

TROUBLES OCULAIRES HYSTÉRO-TRAUMATIQUES

La sensibilité conjonctivale, l'accommodation, l'acuité visuelle et le sens chromatique sont, comme l'a montré M. Charcot et ses élèves, particulièrement troublés chez les hystériques (1). Il n'y a donc rien d'étonnant qu'ils constituent par eux-mêmes une des manifestations locales de l'hystérie pouvant se produire en conséquence d'un traumatisme.

La communication suivante que fit M. Ch. Féré à la Société de biologie (2) nous offre un exemple d'amaurose hystéro-traumatique.

« Ayant eu recours, dit M. Féré, à la compression des nerfs sus-orbitaires à leur point d'émergence pour arrêter une attaque chez une hystéro-épileptique, je réussis bien à enrayer l'attaque ; mais, à la suite de cette compression, la malade a complètement perdu la vue de l'œil gauche. »

M. Ch. Féré attribue cette amaurose unilatérale à la compression de la branche de la cinquième paire, qui a déterminé une paralysie du nerf optique chez

(1) G. Borel. Affections hystériques des muscles oculaires. In Arch. d'ophtalm. t. VI, n° 6.

(2) Séance du 10 avril 1886.

un sujet prédisposé par sa névropathie. On peut
aussi se demander pourquoi dans ce cas particulier
cette amaurose a-t-elle été unilatérale. La compression a sans doute été plus forte du côté gauche, ou,
peut-être, y a-t-il une certaine relation entre cette
paralysie du nerf optique gauche et l'hémianesthésie
qui siège de ce même côté chez cette malade.

Quoiqu'il en soit, le fait précédent permet d'établir une classe d'amaurose d'ordre névropatique pouvant se manifester à l'occasion d'un traumatisme, tel
qu'une contusion portant plus ou moins directement
sur le nerf sus-orbitaire ou sur tout autre branche de
la cinquième paire, comme les filets dentaires, dont
la névralgie s'accompagne d'amaurose chez certains
sujets.

En 1776, dans une discussion à l'Académie de chirurgie, à propos d'un fait d'amaurose constaté par
Petit chez un officier qui avait reçu un coup d'épée
au sourcil, deux opinions furent émises.

Suivant la première l'amaurose serait le résultat
d'un trouble sympathique du nerf optique déterminé
par la lésion du nerf frontal qui agirait sur l'œil par
l'intermédiaire du nerf nasal duquel le ganglion
ophtalmique reçoit sa racine longue ou sensitive
(Chelius, Sabatier, Blandin, etc.)

La seconde opinion soutient que le traumatisme
produit un ébranlement sur l'organe de la vue. Malgaigne, Paulet, Legouest ont repris cette explication.
Le dernier de ces auteurs (1) admet la commotion par

(1) Legouest. Chirurgie d'armée, 2e édition, p. 266.

contre-coup du nerf optique, car, dit-il, les plaies simples du sourcil pas plus que les divisions chirurgicales du nerf sus-orbitaire n'ont jamais amené l'amaurose, tandis qu'au contraire, cette affection a toujours succédé à une commotion plus ou moins violente de l'arcade orbitaire avec ou sans plaie. Et cette manière de voir, ajoute M. Legouest, est encore justifiée par l'apparition de l'amaurose à la suite de coups portés sur d'autres points du pourtour de l'orbite que l'arcade supérieure. Il cite à l'appui le fait d'un jeune enfant de troupe qui, en faisant des armes, reçut à travers son masque un coup de fleuret sur le bord inférieur de l'orbite en regard du trou orbitaire inférieur. Il fut ensuite frappé d'amaurose.

Velpeau admet également l'ébranlement de l'œil, du nerf optique et de la substance cérébrale et dans certains cas où la violence a été considérable, il admet qu'il s'est produit une fracture au niveau du trou optique.

De nos jours, MM. Richet (1) et Galezowski supposent, car ils ne donnent point de preuve anatomique, que l'amaurose est le résultat de la compression du nerf optique par une esquille détachée d'une des parois de l'orbite.

M. Abadie reprenant l'idée de Knapp (2) admet également la compression du nerf optique, non pas par un fragment osseux, mais par un épanchement

(1) Bernède. L'amaurose consécutive au traumatisme de la région préorbitaire. Th. de Paris, 1883.
(2) Knapp. Arch. fur. ophth. t. VIX.

sanguin. Voici quel en serait le mode pathogénique (1). On sait que la pie-mère accompagne le nerf optique jusqu'à son épanouissement dans la rétine. La dure-mère fournit également une gaîne qui se continue avec la sclérotique. Il en résulte que dans sa portion intraorbitaire, le nerf optique est enveloppé par deux gaînes superposées. Entre chacune d'elles existe un espace virtuel, l'espace vaginal de Schwalbe, qui peut recevoir de fines injections. Or, pour Knapp et Abadie, le traumatisme sur le sourcil produit par contrecoup un épanchement de sang au niveau du chiasma, d'où il fuserait entre les deux gaînes du nerf; de telle sorte qu'il en résulterait une compression de sa portion intraorbitaire, et, par suite, une cécité plus ou moins complète et souvent immédiate.

Obs. LXIII. — M. Abadie cite à l'appui l'observation suivante d'Hutchinson (2) : Un homme de 25 ans reçoit un coup sur la région sourcilière gauche. Il perd connaissance et reste étourdi pendant un quart d'heure. Quand il revient à lui, l'œil était complètement privé de vision.

Obs. LXIV. — Leber (3) rapporte, sous le titre d'*amblyopie réflexe d'origine traumatique par irritation du nerf sus-orbitaire*, le cas d'un jeune garçon de 11 ans qui, à la suite d'un coup reçu à l'œil gauche sans qu'il résulte aucune lésion cependant, présente les phénomènes suivants : Diminution de l'acuité visuelle, Photophobie et blépharospasme.

(1) Dictionnaire Dechambre, art. sourcil.
(2) In Ophthalmic Hospital Reports. t. VI, 3ᵉ p.
(3) Leber. Archiv. f. ophtalm. 1880, t. II, p. 249.

Contracture spasmodique des muscles de la face. On constata en outre un rétrécissement du champ visuel, une diplopie croisée et l'achromatopsie. L'examen à l'ophtalmoscope ne fit découvrir rien d'anormal. Quelques jours après la guérison a lieu.

On peut rapprocher du cas de Leber le suivant (1) :

Obs. LXV. — Un jeune garçon est atteint d'une blessure superficielle à la tête. Il se déclara à la suite : 1° une amblyopie accompagnée de rétrécissement du champ visuel.

2° Une épilepsie qui dura trois mois et qui, après avoir résisté pendant trois mois à tous les remèdes, céda à un remède secret. Il est clair qu'il s'agit ici de crises hystériques.

(1) Mooren. ophth. Beobacht, Berlin, 1876, cité par Leber. Arch. f. O. 1880, t II, p. 219.

CHAPITRE XV

TÉTANOS

Malgré toutes les recherches, on ne sait point sous quelle influence particulière se développe le tétanos chirurgical.

Toutes les plaies (1), en effet, peuvent se compliquer de tétanos. Depuis Fabrice d'Aquapendente (1723), on s'accordait à reconnaître que les blessures des extrémités, surtout celles des doigts et des orteils exposent plus que toutes les autres aux accidents spasmodiques. Mais la statistique américaine de la guerre de Sécession, n'a pas confirmé cette croyance, puisque sur 505 cas de tétanos, elle indique seulement 94 blessures du pied ou de la main. La maladie se développe aussi bien après les plaies diaphysaires, cuisse, jambe, bras, avant-bras, qu'après les blessures articulaires, coude, poignet, genou, cou-de-pied. En tenant compte de la proportion de ces différentes blessures, on doit, suivant Larrey et Boyer, comprendre au nombre des causes majeures les plaies articulaires.

On a souvent observé aussi le tétanos après une blessure des organes génitaux. Doit-on conclure que son développement est favorisé par les plaies des par-

(1) Dictionnaire Dechambre, art. Tétanos, par E. Mathieu.

ties périphériques les plus riches en corpuscules nerveux et en plexus terminaux? Non, puisque les plaies
du cuir chevelu et de la face, régions riches en filets
nerveux sont rarement suivies de cette complication.

Le genre de blessure n'a pas grande influence, les
plaies contuses, par arrachement, les plaies par ins-
truments tranchants, comme les contusions sans plaie
exposent au tétanos.

En effet, il a été observé chez un jeune homme de
18 ans, après une contusion de la région lombaire
(Morgagni), chez une petite fille, à la suite d'une
chute sur la nuque (Silbermann), après une chute sur
le séant (Bouchut), une contusion du dos (Erichsen),
une contusion du testicule (Marjolin), de la plante des
pieds (Macleod), de la paume de lamain (Giraldès), de
la hanche (Daly). On l'a rencontré aussi après une
luxation ou une fracture simple, après une brûlure
ou après une congélation.

Enfin, le tétanos peut survenir pendant l'évolution
d'une plaie physiologique : tels sont le tétanos des
nouveau-nés, consécutif à la chute du cordon ombi-
lical, et le tétanos puerpéral. On a contesté ces formes,
refusé, dit M. E. Mathieu, de les identifier avec le
tétanos chirurgical, mais la similitude des symptômes
est complète.

L'étendue des lésions traumatiques n'est pas nécessaire pour le développement du tétanos. Une simple piqûre d'insecte, l'avulsion d'une dent, une injection hypodermique, la ponction d'un hydrocèle en ont
été la cause aussi bien, mais beaucoup plus rarement

sans doute, que les vastes plaies par gros projectile.

Les anciens auteurs admettaient en principe que les convulsions traumatiques impliquent nécessairement la blessure d'un nerf important. De nos jours on est beaucoup moins absolu; car les faits ne sont pas très nombreux, dans lesquels on a pu découvrir soit pendant la vie, soit à l'autopsie, une lésion matérielle des troncs nerveux passant à proximité de la plaie : nerfs du bras, nerfs sciatique, sus-orbitaire. On a réuni quelques cas où l'on a trouvé un petit corps étranger implanté dans un tronc nerveux ou le comprimant : mèche de fouet dans l'épaisseur du nerf cubital (Dupuytren), etc. D'autres fois, le tétanos est provoqué par la ligature d'un nerf dans une amputation, ou bien par une cicatrice qui comprime ou tiraille le nerf qui s'y trouve englobé. Il est incontestable que dans certains de ces faits l'irritation directe du nerf a été l'unique cause du tétanos puisque quand on a pu le faire disparaître, le tétanos a cessé. C'est sans doute également à la blessure ou aux lésions multiples des nerfs qu'il faut attribuer cette complication pour les traumatismes qui s'accompagnent de grands délabrements.

Mais ce mode pathogénique n'est plus acceptable quand il s'agit de traumatismes ordinaires, voire même de simples contusions. En étudiant le milieu dans lequel se trouve le blessé on a trouvé que les climats chauds, torrides, surtout ceux qui appartiennent à la zone maritime intertropicale, fournissent le plus grand nombre de cas de tétanos. Desgenettes a incriminé les variations atmosphériques, Larrey a noté l'impression de l'air froid et humide, etc...

La recherche des causes inhérentes au blessé a montré la prédisposition des races colorées, l'influence de l'âge car on n'observe cette complication que chez les nouveau-nés et les adultes, les mauvaises conditions hygiéniques, le surmenage, la misère physiologique, la dépression morale.

Il reste cependant à rechercher si la constitution individuelle, si l'état constitutionnel ne renferme pas la vraie raison étiologique du tétanos. On ne peut, en effet, se refuser à admettre cette prédisposition individuelle pour les faits qui ont été observés à la suite d'une plaie ordinaire, d'une fracture sous-cutanée, d'une piqûre, ou même d'une contusion sans plaie. Quelques auteurs ont exprimé cette idée qui semble n'avoir pas été prise en considération. On a plutôt une grande tendance à considérer le tétanos comme l'effet d'une intoxication ou d'une contagion (Travers, Billroth, Larger). Quoiqu'il en soit, constatons que certains auteurs pensent que le nervosisme prédispose à cette maladie. « Pendant le cours de l'évacuation des blessés d'Eylau sur Thorn, on a remarqué avec étonnement, dit Laurent, que le tétanos ne se soit pas développé sur les blessés, durant un voyage pénible, dans lequel le froid, la misère, la privation d'aliments, ont dû agir d'une manière si puissante sur le physique et le moral des hommes. Un officier âgé de dix-huit ans en fut seul atteint à la suite de l'amputation du bras gauche. M. Percy a pensé que ce redoutable accidont devait être attribué à une sensibilité trop exaltée et à une excessive irritabilité, plutôt qu'à l'action du froid et aux douleurs que ce jeune militaire avait éprouvées. » Ainsi voilà des circonstances où toutes les conditions semblaient réunies pour provoquer l'apparition du tétanos dans ce convoi de blessés. Précisément un seul cas se produit, et le blessé qui en est atteint est un jeune homme dont la sensibilité trop exaltée et l'excessive irritabilité avait attiré l'attention de Percy. Ce cas, dans les circonstances particulières où s'il s'est rencontré, démontre suivant nous, que l'irritabilité du sujet, le nervosisme antérieur domine toute l'étiologie du tétanos. M. E. Mathieu (1), qui rapporte le fait semble, au contraire, en faire bon marché, car il se contente de le faire suivre de cette réflexion :

« L'ébranlement nerveux qu'implique le tétanos aurait-il plus de prise sur l'officier que le soldat ? » De nos jours Luys, en France, et Rose, en Allemagne ont admis la prédisposition par nervosisme antérieur. M. Mathieu croit encore réfuter cette cause en ajoutant que le tétanos frappe volontiers les hommes vigoureux, dans la fleur de l'âge, qui seraient sans doute pour lui d'une constitution absolument opposée à celle des gens nerveux, c'est-à-dire « d'une constitution sèche et irritable ». Aussi conclut-il comme Poulet et Bousquet (2), que la constitution du blessé

(1) Dictionnaire Dechambre, art. Tétanos, p. 731.
(2) Pathologie externe.

est à peu près indifférente sur le développement du tétanos. Nous repoussons cette conclusion qui repose sur une erreur, sur un préjugé, à savoir que les gens d'apparence vigoureuse, au teint coloré ne sont jamais des névrosés. M. Charcot a pourtant démontré que l'hystérie pouvait se rencontrer chez eux aussi bien que chez les individus pâles et maigres. Comme on n'a, on peut dire, jamais cherché les antécédents d'ordre névropathique chez aucun tétanique, il n'est pas permis de déclarer que l'état constitutionnel du blessé est sans influence sur le développement du tétanos. Le seul fait de Percy ruine au contraire l'influence accordée aux autres causes pour mettre en évidence celle de l'état nerveux du malade. C'est cette dernière condition qui, pour Erichsen (1) domine toute l'étiologie du tétanos, seulement il formule son opinion d'une façon trop vague en disant que le tétanos atteint plus particulièrement ceux dont le système nerveux a été plus ou moins éprouvé. Il ajoute que s'il s'observe chez des sujets en apparence vigoureux et dans la force de l'âge on trouvera chez eux des conditions antérieures qui ont eu une action dépressive sur leur système nerveux, telle est l'action des climats tropicaux.

Ainsi, en dehors des traumatismes qui comportent des complications particulières du côté des nerfs, nous croyons, comme certains auteurs en ont émis l'opinion, que la prédisposition nerveuse est le facteur

(1) Erichsen. Pathologie chirurgicale, t. II, p. 690, 1872.

principal de l'étiologie du tétanos. Et nous ajoutons que cette prédisposition a des caractères spéciaux qu'on peut retrouver dans les antécédents personnels ou héréditaires du malade. Souvent donc le tétanos serait une manifestation névropathique. Voici quelques observations qui montrent que les tétaniques dont il s'agit étaient antérieurement des néavopathes puisqu'ils avaient présenté certains symptômes évidemment d'ordre nerveux.

Notre première observation est empruntée à M. Moreau (1) qui l'a publiée comme un exemple de récidive du tétanos. Nous la résumons :

Obs. LXVI. — Un homme de 32 ans est pris d'accidents tétaniformes après un repas; raideur des mâchoires, de la nuque, du tronc et des membres. Mais quelques jours plus tard, M. Moreau reconnut que l'origine de ces accidents était bien un traumatisme, puisqu'il s'aperçut que ce malade avait l'habitude de s'amuser à se piquer avec « un instrument destiné à une révulsion. »

Ces phénomènes disparurent sous l'influence du traitement suivant : chloral à haute dose, courants continus (20 éléments de Gaiffe), descendant de la nuque au sacrum, soustraction à toutes causes d'excitation : froid, bruit, lumière, mouvements. Le huitième jour, la guérison fut complète. M. Moreau se refuse à considérer ces phénomènes comme relevant de l'hystérie, le passé du malade, dit-il, conduit également à exclure cette interprétation.

Mais, ce malade avait autrefois offert des phénomènes absolument semblables dans les circonstances suivantes : Quatorze ans auparavant, il avait été condamné à la déportation;

(1) Gazette hebdomaire du 25 juin 1886. Observation publiée par M. Moreau prof. suppl. à l'Ecole de médecine d'Alger.

— 100 —

son système nerveux, dit l'auteur, en avait été fort troublé.
En sortant du conseil de guerre, il se heurte la tête, il en
résulte une plaie du cuir chevelu. Quelques jours après, il
était pris, d'après le diagnostic des médecins qui lui donnèrent leurs soins, de tétanos, que l'opium et le chloral firent
céder. Remarquons aussi dans cette observation que depuis
cette première atteinte de tétanos, cet homme était resté
sujet à des crises nerveuses qu'une émotion désagréable suffisait à provoquer. M. Verneuil qui considère ce fait comme un
exemple de récidive du tétanos, le résume en ces termes :
« excitation nerveuse extrême ; blessure intervenant, tétanos
traumatique, guérison. Quatorze ans plus tard, tétanos spontané, et comme chaînon intermédiaire, persistance, entre les
deux attaques, d'un état névropathique particulier. »

A notre avis, les deux attaques de tétanos sont des
manifestations de cet état névropathique au même
titre que les crises nerveuses dont il est parlé. Et il
est permis de supposer que cet état nerveux n'a point
débuté réellement par une excitation extrême causée
par la condamnation, mais les antécédents personnels
et héréditaires de cet homme auraient mieux encore
prouvé l'ancienneté de la névropathie.

Voici le résumé d'une autre observation extraite du
New-York medical Report (1) par M. L. H. Petit :

Obs. LXVII. — Un garçon de cinq ans, « robuste, mais
d'un tempérament nerveux », se blesse à la plante du pied
avec un morceau de verre, en mai 1882. Le dixième jour
apparaît le tétanos, bien que la plaie n'offre aucune particu-
larité. Grâce à l'alcool à haute dose (whiskey), en quinze
jours la guérison est complète.

(1) Gaz. hebd., 27 août 1886.

Le 1er février 1883, ce même enfant est vacciné, le 22, M. Hobart Cheeman (de New-York), trouve au siège de la piqûre une ulcération douloureuse. Le petit malade est en proie à un état fébrile prononcé, on constate de l'incontinence d'urine, de l'insomnie avec délire et vomissements. Les muscles de la nuque et du dos sont contracturés, il y a aussi du trismus.

Les jours suivants, il y a aggravation des phénomènes, la température est à 39°.

Le traitement est composé d'abord de calomel, puis de chloral, bromure et whiskey avec du lait comme aliment. Le 6 mars, la convalescence s'établit par la rémission rapide des accidents, et en quelques jours la guérison est complète.

Une dernière observation que nous avons recueillie dans la clientèle est relative à un cas de tétanos développé à la suite d'une fracture de jambe chez un individu certainement taré de nervosisme :

OBS. LXVIII. — *Fracture exposée de la jambe ; tétanos aigu ; mort ; antécédents.*

(Observation personnelle).

Antécédents. La mère de notre blessé est morte paralysée.

Lui-même a été sujet aux convulsions jusqu'à l'âge de 8 ans, il lui est resté un strabisme interne du côté gauche. Pas d'alcoolisme.

Il a deux fils dont l'un a des accès d'épilepsie.

L. Auguste est âgé de 68 ans, il est charretier ; le 20 mars 1880, une voiture le renverse.

On constate une fracture de la jambe droite dans sa partie supérieure, avec une plaie assez étendue, gonflement du genou.

Gouttière plâtrée est appliquée pour immobiliser le membre

dans toute sa longueur ; la plaie pansée à l'eau alcoolisée. Les premiers jours qui suivent ne donnent aucune inquiétude ; peu de fièvre, pas de frisson, le blessé ne se plaint pas.

Le 28 mars au soir, c'est-à-dire le huitième jour, nous renouvelons pour la quatrième fois le pansement. La plaie a un bon aspect. Mais le blessé se plaint depuis le matin d'une certaine difficulté pour ouvrir la bouche. La température est à 39°,8, le pouls à 110.

Immédiatement injection sous-cutanée de 1 centigr. de morphine, avec potion de 5 gr. de chloral.

Le 29. La femme qui garde le malade ne lui a fait prendre cette nuit qu'une cuillerée à peine de sa potion.

La raideur a gagné le cou, opisthotonos assez marqué, trismus intense, facies sardonique, légère contraction des membres supérieurs. Le membre inférieur gauche est de temps en temps le siège de spasmes musculaires, tandis que le membre blessé reste immobile.

Peau sèche, affaissement psychique, une selle normale, a uriné, pas d'albuminurie.

Temp. 40°,3, pouls 124.

On continue d'administrer la potion de chloral, les mouvements de déglutition sont pénibles.

Le soir nous trouvons le blessé dans le coma. Toute la journée il a eu de nombreuses secousses musculaires.

Mort à 9 heures du soir.

CHAPITRE XVI

Les différentes formes cliniques de l'aliénation mentale ont été divisées en deux grandes catégories.

1° L'aliénation avec phénomènes d'excitation comprenant les maniaques, les monomanes.

2° L'aliénation avec phénomènes de dépression ; ici se place la démence.

Ces différentes variétés cliniques peuvent succéder aux traumatismes, et dans la presque totalité des cas c'est sur la tête qu'ils ont porté.

Cette notion de l'influence du traumatisme céphalique sur le développement de la folie est maintenant généralement admise.

Jusqu'à Morel on avait la tendance à attribuer presque exclusivement aux causes morales, la production de la folie.

Cet éminent aliéniste à démontré la trop grande prédominance qu'on leur donnait sur les causes de nature traumatique.

De nos jours encore au début de la folie on est trop enclin à ne voir que les influences psychiques telles que les chagrins, les excès de travail, etc... On est d'ailleurs entraîné dans cette voie par les parents du malade auxquels il semble, suivant la remarque de

Lasègue, que cette origine de la maladie lui donne un certain caractère de dignité.

Quoiqu'il en soit les cas de folie d'origine traumatique sont maintenant nombreux.

Parchappe étant à Saint-Yon a trouvé de 1838 à 1843 cinq fois une chute sur la tête comme cause de folie sur 1.102 malades. Moreau de Jonnès, dans une note lue à l'Institut le 7 août 1843, dit que sur 10.111 cas d'aliénation, 184 pouvaient être rapportés à des coups ou à d'autres blessures. Thore et Aubanel, à propos des causes de la folie, sur 1.183 cas signalent 20 fois les chutes sur la tête.

Decorse à qui l'on doit un excellent travail sur la chirurgie chez les aliénés croit à une plus grande influence des traumatismes de la tête sur le développement de la folie et particulièrement de la démence et de la paralysie générale. Il ajoute : « Notre opinion est que toutes les fois qu'il y a contusion ou plaie de la tête et que ces lésions ont une certaine importance, le médecin qui les soigne est autorisé à pronostiquer la possibilité de troubles cérébraux ultérieurs ».

Pendant son séjour à Charenton, Decorse a vu huit folies se déclarer à la suite d'un traumatisme de la tête. Il observe aussi plusieurs accès de manie chez un individu atteint de brûlures étendues et superficielles et chez un autre immédiatement après une hémorrhagie déterminée par la rupture de varices.

De ces formes d'aliénation d'origine traumatique Decorse rapproche deux cas de mélancolie et un de manie qu'il attribue à l'insolation.

Skaë fait aussi le même rapprochement ; d'une part il a vu six cas de démence causés par des coups ou des chutes sur la tête et d'autre part quatre fois l'aliénation mentale a été consécutive à l'insolation. Esquirol lui-même attribue seize cas de folie à cette dernière cause.

Une statistique assez récente vient confirmer l'opinion de Decorse qui pensait que les cas de folie causés par des traumatismes sont plus fréquents qu'on pourrait le penser en se basant sur les statistiques que nous avons relatées précédemment. Elle est due à Schlagen qui, sur 500 aliénés observés par lui, a trouvé pour 40 d'entre eux que leur folie était directement consécutive à un coup ou à une chute sur le crâne.

D'autres cas analogues ont été signalés par Billroth (1) qui eut l'occasion d'en rencontrer à la suite d'opérations sur la face et au genou. Après avoir étudié les différentes complications des plaies l'éminent chirurgien de Vienne s'exprime ainsi :

« Enfin je dois citer encore les cas rares et intéressants où, chez des individus bien portants du reste, des troubles psychiques se développent après les opérations. Ces cas se soustraient à toute explication et ne peuvent être comparés qu'à ceux où l'on a observé une véritable manie après d'autres maladies aiguës, telles que la pneumonie, le rhumatisme aigu, le typhus. J'ai vu deux cas semblables dans la cli-

______

(1) Billroth, Pathologie chirurgicale générale, p. 132.

nique chirurgicale de Berlin : tous les deux opérés de rhinoplastie complète présentaient une mélancolie avec prédominance d'idées religieuses. Ils étaient catholiques ; l'un, jeune homme, se creusait sans cesse la tête pour comprendre le mystère de la Trinité ; l'autre, jeune fille, tâchait de se punir par la prière et la mortification d'avoir cédé à la vanité au point de se refaire un nez, le sien ayant été complètement détruit par un lupus. Chez le jeune homme, on remarque plusieurs fois de violents accès de fureur ; les deux malades se rétablirent tout à fait au bout de quelques semaines. On m'a raconté que Langenbœck et de Græfe avaient observé des accès de manie : le premier également après une autoplastie, le second après une opération de l'œil. Un cas de manie survenant après la résection de l'articulation du genou et se terminant également par la guérison a été observé par le Dr Heusse, de Hombrechtihon (canton de Zurich). Ces cas sont excessivement rares. »

Le fait suivant signalé par Levison à cause de sa rareté montre que l'hypochondrie peut résulter d'une simple extraction de chicots.

Obs. LXIX. — Un gentleman se fait extraire des chicots, l'opération fut facile et sans grande douleur. Au bout de quelques heures, s'imaginant qu'il restait à enlever quelque chose, il se procure une petite pince d'horloger. Il réussit simplement à s'enlever un petit morceau d'alvéole, ce qui lui cause une grande frayeur, puis le désespoir le prenant il se met à crier : « Ma bouche se mortifie, je meurs. » Avec des grogs son médecin le guérit rapidement ; mais plus tard il devint dément à la suite d'un deuil.

Une autre fois c'est un cathétérisme difficile qui est la cause d'un état de manie.

Obs. LXX. — M***, âgé de 40 ans, dont le père et l'oncle sont aliénés, a une affection vénérienne grave qui a déterminé des accidents de l'œil. Il a en outre un rétrécissement de l'urèthre. Cinq jours avant son entrée (à l'asile de Charenton), il subit un cathétérisme difficile. Depuis ce moment, le malade fut dans un état de manie très violente.

Jewell (1) attribue un cas de folie à la blessure du plexus brachial par une balle qu'un homme avait reçue au bras gauche. Le projectile avait traversé le membre près de l'insertion du muscle coraco-brachial pour sortir au niveau de l'angle externe de l'omoplate après avoir perforé cet os. Nous voyons d'après cet exposé que les différentes variétés d'aliénation mentale peuvent se développer à l'occasion de coups ou de chutes sur la tête, ce qui est le cas le plus fréquent, mais aussi après des traumatismes plus légers et siégeant dans d'autres régions (opération sur l'œil, résection du genou, extirpation dentaire, cathétérisme).

Pour expliquer l'influence du traumatisme sur le développement de l'aliénation mentale, Decorse (2) les rapproche de ceux qui ont été mentionnés à la suite

(1) In Revue d'Hayem, t. XI, p. 214.
(2) Decorse. Considérations sur la chirurgie des aliénés.

des maladies des voies urinaires, de celles des organes
génitaux (1), et aussi des maladies de l'utérus (2).

On ne peut se refuser à admettre que les deux
opérés de Billroth qui ont subi la rhinoplastie étaient
des prédisposés.

N'est-il pas permis d'affirmer la prédisposition chez
le malade de Levison (3) qui eut un accès d'hypochondrie après une simple extirpation dentaire,
puis plus tard devint dément à la suite d'un deuil;
et aussi dans ce cas de monomanie développé après
la rupture d'une varice (Decorse).

Nous pouvons donc affirmer la prédisposition nerveuse pour ces faits particuliers et que les auteurs
qui les ont rapportés en auraient trouvé la preuve
dans les antécédents, si leur attention avait été dirigée
dans ce sens. Nous avons la même remarque à faire
au sujet de cas d'aliénation beaucoup plus nombreux,
développés en conséquence d'un traumatisme de la
tête. Pour ceux-là il est juste de dire que le traumatisme produit peut être directement la folie en déterminant une irritation du cerveau due soit à une
contusion, un affaissement de la table interne sur un
point de la boîte osseuse ou une hémorragie suivie
d'une méningite chronique. Mais il est probable que
parmi ces cas de folie après traumatisme céphalique

(1) Mémoire de Lisle lu à l'Académie, 1851. Thèse, Paris, 1871.
(2) Lisfranc. Clinique chirurgicale, t. II.
(3) Levison. In Lancet, 1850. On a case of predisposition to
cerebral disturbance manifested after the extraction of stumps
of teeth.

il en est où la prédisposition nerveuse eût été dépistée par l'étude des antécédents.

Est-il besoin de faire ressortir toute l'importance de cette question de la prédisposition démontrée par les antécédents au point de vue de la famille et au point de vue médico-légal.

Un père est frappé d'aliénation, on croit que c'est la conséquence d'une chute sur la tête, évidemment il y a intérêt à découvrir s'il a ou s'il n'a pas des antécédents névropathiques; car dans le premier cas ses enfants peuvent tenir de lui un certain état névropatique, tandis qu'on peut affirmer le contraire dans la seconde éventualité. L'indemnité due à un individu dont le désordre mental est consécutif par exemple à une blessure de la tête doit être singulièrement abaissée si les experts démontrent la prédisposition névropathique du plaignant.

Il ne faut donc pas considérer les différentes variétés de l'aliénation comme pouvant être la conséquence directe d'un traumatisme céphalique, ni craindre une complication mentale chez tout individu qui antérieurement a été blessé à la tête. L'influence du traumatisme céphalique sur l'aliénation mentale ressort apparemment de la lecture des diverses observations rapportées par les auteurs qui ont étudié cette question : mais le traumatisme est-il seul coupable ? Cela n'est pas démontré parce que ces auteurs se sont contentés de réunir les faits sans rechercher si la prédisposition existait. En outre la filiation entre le traumatisme céphalique et l'aliénation mentale n'est pas toujours évidente attendu que l'observateur est obligé de s'en rapporter pour les causes au malade et à son entourage puisqu'il s'écoule un temps plus ou moins long, comme l'avait noté Griesinger, entre l'accident et le désordre mental. Cependant il est des faits dont on ne peut contester la netteté, ce sont ceux qui nous montrent que le traumatisme a été immédiatement suivi d'un changement de caractère appréciable, d'insomnie, d'une céphalalgie opiniâtre, en un mot qui a marqué d'une façon précise le début de l'aliénation mentale.

Devant le nombre considérable de faits consécutifs au traumatisme céphalique, ces auteurs ont pensé que c'était le siège particulier sur lequel il avait porté qui préparait le développement des troubles cérébraux. Comme nous avons eu l'occasion de le faire déjà remarquer, il existe d'autres faits, en petit nombre il est vrai, qui démontrent que l'aliénation mentale peut être aussi bien la conséquence d'un traumatisme affectant une autre région que la tête (résection du genou, brûlures, rupture d'une varice de la jambe). C'est pour ceux-là surtout que l'interprétation de leur pathogénie par la prédisposition nerveuse s'impose.

La prédisposition est aussi la véritable cause du développement de l'aliénation mentale dans le cours d'une affection atteignant un organe quelconque (utérus, vessie, etc.) Au lieu de chercher dans le rapprochement de ces faits, les uns consécutifs à un traumatisme, les autres consécutifs à l'affection d'un organe (folies sympathiques), l'explication pathogénique de ces troubles cérébraux, il faut penser que c'est une seule et même cause qui domine leur étiologie dans les diverses circonstances où ils ont été observés, à savoir l'hérédité.

Les deux observations qui suivent montrent bien que les troubles psychiques qui se sont déclarés à la suite d'un traumatisme opératoire (kélotomie, ouverture d'un plegmon) sont en réalité des manifestations de l'hystérie.

Obs. LXXI. — *Hernie crurale étranglée ; kélotomie ; accès de manie ; antécédents.*

(Résumé d'une observation que nous a obligeamment communiquée M. le Dr Hartmann, prosecteur.)

Une femme de 44 ans est opérée pour une hernie crurale étranglée le 14 juin 1885, dans le service de M. Guyon.

Les premiers jours, la température est à 37°, tout va bien.

Le 17, la température restant normale, la malade commence à se plaindre qu'on la découvre pour la panser, elle se met en colère quand elle voit les externes autour de son lit. Dans la nuit du 19 au 20, elle est prise de délire, reprochant aux malades de la regarder et demandant à être isolée. Tout d'abord l'isolement la calme, mais le lendemain elle offre une attitude particulière, se renfermant dans un mutisme complet, paraissant bouder comme un enfant et se retournant dans son lit pour se cacher la face quand on lui parle.

Le 24 pour la première fois on constate une élévation de la température qui est à 39°, le délire a augmenté, on constate une légère contracture des membres.

Le 25 après une nuit très agitée, la malade est calme mais sans connaissance, raide comme une planche, le regard vague, les pupilles normales, la bouche sèche, la miction est devenue involontaire, cependant on reconnaît que l'urine n'est pas albumineuse. Température, 39°,8.

Le 26 matin, 39°. Disparition de la contracture, agitation. La malade est assise, échevelée, secouant son oreiller pour chercher quelqu'un qu'elle croit caché, criant sans cesse, injuriant l'infirmière et tous ceux qui l'approchent.

Les jours suivants, le délire de persécution tend à se calmer. En même temps la température s'abaisse graduellement jusqu'au 30 juin où elle redevient normale. Ce même jour, la malade est tombée dans un état semi-comateux, d'où on ne peut la faire sortir par les excitations qui ne provoquent qu'une simple expression de douleur, lorsqu'elles sont fortes. Pas de contracture, pas d'anesthésie, pas de troubles pupillaires, bien que la malade ait eu quelquefois jusqu'à trois injections de morphine par jour. Elle est aussi en proie à des hallucinations avec carphologie.

Les jours suivants on constate une certaine amélioration. Le facies est plus calme, la guérison semble probable. Mais la malade refuse encore toute alimentation. Gavage pendant quelques jours. Il déplaît fortement à la malade, de sorte que le 8 juillet elle se décide à manger seule.

Le 12 elle sort pour aller chez elle.

Revue au mois d'octobre, elle est en pleine possession d'elle-même depuis le lendemain de sa sortie de l'hôpital.

Antécédents héréditaires, négatifs.

Antécédents personnels : Crise de nerfs à 15 ans, une autre il y a environ dix ans, après chacune, perte de connaissance pendant 24 heures. Pas d'alcoolisme.

Le Dr Martel (1) communique à la Société de chirurgie, le 4 juin 1882, le fait suivant :

Obs. LXXII. — Une femme de 20 ans, dont la mère est

______

(1) Boussi. Loc. cit., p. 00.

morte folle, est atteinte d'un phlegmon diffus de la main et de l'avant-bras, consécutif à une piqûre d'épine. Immédiatement après les incisions qui lui sont faites, elle est prise d'un accès de manie, sans fièvre, avec insomnie, bavardage, cris incessants, délire de persécution. Cet accès dura vingt jours et céda sous l'influence du chloral à haute dose.

Pour les folies puerpérales, Esquirol (1), Weill, Helfft, Marcé (2), ont attiré l'attention sur ce fait qu'elles surviennent chez des héréditaires. Falret ajoute que la folie puerpérale n'est pas une affection aussi transitoire et bénigne qu'on le pense. Car si l'on remonte aux antécédents, on trouve souvent des précédents dans la famille. Fréquemment la malade a présenté, au moment de la puberté, des troubles cérébraux, que les parents s'empressent de cacher, de telle sorte qu'il faut avoir des craintes sérieuses pour l'avenir. La folie puerpérale est plus fréquente après l'accouchement que dans le cours de la grossesse, suivant Marcé. En voici des exemples où les antécédents névropathiques témoignent de la prédisposition.

Obs. LXXIII. — Père aliéné (3), mort dans une maison de santé. Mère bien.

Fille, 24 ans, accouchement normal, hémorrhagie grave. Trois jours après, accès de manie à forme mélancolique pendant un mois.

---

(1) Esquirol. Des maladies mentales, 1837.
(2) Marcé. Traité des maladies des femmes enceintes, etc. 1859.
(3) Déjerine. Th. agrég. 1886. De l'hérédité dans les maladies du système nerveux, p. 97.

Fille aînée, accouchement normal avec hémorrhagie grave. Manie puerpérale pendant six mois.

Obs. LXXIV. — Père bien (1); mère aliénée, depuis dix ans dans une maison de santé.

Fille 21 ans, accouchement normal, hémorrhagie abondante. Le deuxième jour, accès de manie furieuse ; depuis lors, elle est dans une maison de santé.

Obs. LXXV (résumée). — Mme C... (2), âgée de 60 ans, est entrée le 30 septembre 1886 à Sainte-Anne.

Elle a toujours été bizarre et d'une mobilité d'esprit extraordinaire. Depuis une quarantaine d'années elle a présenté une série d'obsessions et d'impulsions.

Vers l'âge de 12 ans elle fait une série de fugues, absolument non motivées. Elle avait un besoin irrésistible de mouvement. A la suite d'une couche, apparaît l'obsession du suicide, sans aucune idée préconçue ; sans qu'elle sût pourquoi, les mêmes obsessions reviennent d'une manière assez intermittente, mais toujours avec un caractère absolu d'irrésistibilité, etc.

(1) Ibidem.
(2) Magnan. Leç. sur les héréditaires ou dégénérés. In Progrès médical, n° 52, 1886.

CHAPITRE XVII

Les traumatismes qui atteignent les aliénés n'ont
en général pas d'influence sur le cours de la maladie.

C'est ce qui résulte de la statistique de Decorse, qui
porte sur 1700 aliénés (1) (hommes et femmes) qui ont
offert telle ou telle lésion traumatique.

Le seul point qui a particulièrement intéressé les
auteurs dans l'étude de l'influence des affections chirurgicales sur l'aliénation mentale, se rapporte aux
faits d'amélioration ou de guérison de la folie.

Quand il s'est produit une amélioration, elle a été
toujours d'assez courte durée pour que les auteurs
aient noté qu'elle fut passagère.

Il n'en est pas de même des exemples de guérison
observés après une affection chirurgicale. Il ont été
enregistrés, ce semble, avec un peu de précipitation.
Il est arrivé sans doute pour ces faits que les individus
considérés comme guéris n'ont pas été suivis, car il
n'existe point d'observation où il soit indiqué combien d'années le sujet de l'observation a été suivi dans

(1) Decorse. Loc. cit., p. 26.

sa guérison. On peut donc contester d'une façon absolue la guérison de la folie après une affection chirurgicale quelconque, et particulièrement après un traumatisme. Une semblable assertion ne pourrait s'appuyer que sur des faits dont l'histoire eût été continuée pendant plusieurs années.

Quoi qu'il en soit, les exemples de guérison ou plutôt donnés comme tels sont assez nombreux pour que nous en relations quelques-uns. Et parmi eux, il en est qui ont été observés par des aliénistes dont l'autorité nous permet de considérer les guérisons qu'ils signalent comme étant pour le moins des exemples d'amélioration de longue durée.

Remarquons que le nombre de ces aliénés notés comme guéris à la suite d'une affection chirurgicale est fort restreint.

Decorse (1) dit que sur 1,700 malades qui ont offert des lésions chirurgicales, huit fois la guérison est survenue ; il s'agissait des formes réputées curables de la folie.

Ces guérisons ont été constatées dans les circonstances suivantes :

1° Chez un mélancolique, après une plaie de la paupière ;

2° Chez un monomaniaque après la consolidation d'une fracture de jambe qui avait suppuré.

3° Chez un maniaque agité après l'amputation de la cuisse.

(1) Decorse. Loc. cit., p. 99 et p. 26.

Les deux autres exemples observés chez l'homme se sont produits également après la suppuration, chez l'un de bubons vénériens, chez l'autre à la suite d'une vaste eschare du sacrum.

Chez la femme, les cas de guérison semblent plus rares encore.

Deux cas de manie paraissent avoir cédé, l'un sous l'influence d'un accouchement, l'autre à la suite d'un abcès de l'aisselle.

Foville (1) a observé aussi plusieurs guérisons de folie concomitante de la formation d'abcès.

Grégory, Masson, Cox, en ont vu après des plaies de tête, Esquirol après l'ablation du sein.

M. Bouisson, de Montpellier, raconte qu'un aliéné atteint de cataracte double est opéré avec succès, en même temps qu'il recouvre la vue et la raison.

M. Voisin cite deux cas analogues.

Boyer vit l'extirpation d'un polype utérin mettre un terme au dérangement intellectuel.

La fréquence chez certaines femmes d'accès de manie aiguë pendant les périodes menstruelles a inspiré à certains chirurgiens la pensée que la castration pourrait avoir une heureuse influence.

M. Tissier (2), dans sa thèse sur la castration chez la femme, nous indique les résultats d'une semblable intervention. Ils ne sont rien moins qu'encourageants.

(1) Foville. Th. 1821.
(2) Tissier. De la castration chez la femme, Th. de Paris, 1881.

« Sur 13 opérations réunies dans le mémoire de Battey, au congrès de Londres, pratiquées dans le cas de désordre mental, de manie, etc., nous voyons qu'il y eut 3 décès, soit 23 0/0 de mortalité, cinq légères améliorations, cinq guérisons qui appartiennent à Battey, Bardwell, Prew, Schrœder et Tait. »

Goodel déclare qu'il a fait trois castrations pour troubles mentaux, il obtint deux guérisons; mais Tauffer, qui a fait deux fois cette opération pour les mêmes raisons, n'a pas obtenu de succès.

Aussi peut-on dire avec Fehling que la castration employée comme traitement de certains troubles mentaux qui semblent liés à la menstruation a donné jusqu'à présent des résultats plus que contestables.

En faisant remarquer à propos des faits où les symptômes de la paralysie générale semblent avoir éclaté brusquement après le traumatisme, qu'il s'agit là de sujets non seulement prédisposés, mais chez qui la maladie avait déjà commencé son évolution; nous avons montré par cela même que le traumatisme avait une influence réelle sur la marche de la paralysie générale. Il hâte la manifestation des signes soma-tiques et intellectuels, et précipite souvent le dénoue-ment fatal.

La principale déduction pratique qui découle de ces faits consiste à interdire aux paralytiques géné-raux la douche sur la tête, comme cela se pratique trop fréquemment. Après une douche un peu forte, on a vu l'état de certains malades tout à coup considérablement aggravé. Il ne faut leur prescrire qu'une douche en pluie et légère.

Les traumatismes du crâne ne sont pas les seuls dangereux pour le paralytique général, la thèse de Vallon contient deux observations où nous remarquons qu'à la suite de fractures du bras et de la jambe les phénomènes intellectuels et somatiques se sont brusquement aggravés et que la mort est survenue rapidement chez l'un cinq jours après le traumatisme, chez l'autre deux mois après. L'accouchement peut avoir également une influence malheureuse; en voici un exemple : (1)

Obs. LXXVI. — Une femme de 31 ans a un premier accouchement après lequel on constate chez elle une hésitation notable de la parole, avec perte de la mémoire. Le diagnostic est qu'il s'agit d'une paralysie générale au début. Et, en effet, à la suite d'un second accouchement, cette femme est prise d'un délire dépressif, puis les autres symptômes de la paralysie générale se montrent dans toute leur gravité.

Cependant la paralysie générale n'est pas fatalement aggravée par le traumatisme.

Doutrebente (2), Decorse, Christian ont observé un certain nombre de ces malades chez lesquels l'affection a éprouvé une notable rémission après une lésion chirurgicale. Presque toujours il s'agit d'eschares, de plaies qui ont suppuré. Aussi Baillarger attribue-t-il

(1) Garcia Rijo. th., 1870.
(2) Doutrebente. Des différentes espèces de rémissions qui surviennent dans le cours de la paralysie générale.

l'amélioration de ces malades à la suppuration que provoquent les plaies, dont l'action serait comparable à ce qu'on désigne sous le nom de révulsion, de dérivation.

Les rémissions dont il s'agit ont été observées à toute période de la maladie, même quand la cachexie est imminente. Alors on voit les phénomènes somatiques heureusement influencés, car la rémission n'est qu'incomplète, l'intelligence restant aussi gravement compromise.

Ces faits d'observation semblent la confirmation de cette pratique qui consiste à mettre des sétons aux paralytiques généraux.

Parmi les exemples de rémission qu'on a signalés, nous mentionnerons celui de Thore, il est intéressant au point de vue de l'apparente guérison de la maladie aussi bien que par la marche heureuse des diverses lésions traumatiques qu'on va lire :

Obs. LXXVII. — Il s'agit d'un homme de 47 ans qui était à Bicêtre depuis plusieurs années à cause d'une paralysie générale. Un jour, en cherchant à s'évader, il fait une chute de 20 pieds de haut, dans laquelle il se fracture les os propres du nez et se contusionne gravement le cou-de-pied gauche, lequel devient le siège de vastes collections purulentes, compliquées de la carie de l'articulation tibio-tarsienne. L'amputation de la cuisse, devenue nécessaire, est faite par M. Murat. Le mois suivant, l'état général s'améliore, le délire ambitieux disparaît, la parole redevient libre ; on constate, en outre, un amendement de la motilité et de la sensibilité.

Il sort de Bicêtre le 6 octobre 1840.

Il est très remarquable, dit M. Charcot (1), que les traumatismes ne provoquent guère les accidents d'hystérie locale que chez les sujets jeunes et vierges encore de toute marque un peu prononcée d'hystérie générale. Lorsque l'hystérie ovarienne s'est développée et établie avec tout son appareil de symptômes les traumatismes ne paraissent plus produire les mêmes effets.

Il cite une malade atteinte d'hystéro-épilepsie depuis de longues années et qui plusieurs fois en tombant à terre dans une attaque s'est cassé les os d'un avant-bras, d'une jambe sans avoir éprouvé à la suite ni douleurs vives, ni contractures.

Les crises convulsives, au contraire, sont, on peut dire, la règle après toute espèce de traumatisme ; même après un simple cathétérisme vésical (Landry) (2) la cautérisation du col utérin (Peter) (3).

Cependant le traumatisme peut, chez l'hystérique, provoquer un trouble mental, ainsi Griesinger a observé une hystérique qui devint mélancolique après une lésion accidentelle de l'œil. Dans les mêmes conditions Herzog a vu l'opération du strabisme suivie d'un accès de manie.

Le fait suivant nous offre une autre variété de phénomènes moteurs chez une hystérique.

Obs. LXXVIII. — Mlle A. (4), qui a 18 ans, est sujette aux

(1) Charcot. Maladies du sy[illegible]me nerveux, t. I. p. 152.
(2) In thèse de Vallin.
(3) Peter. In. Gaz. méd. des hôpitaux, 1872.
(4) Carafi. In France médicale, 1882, p. 121.

convulsions hystériques depuis trois ans. Le 13 juillet 1880 elle se contusionne le genou droit. Quelques jours après, elle est prise d'aphonie et de tremblement du membre inférieur droit. L'aphonie persiste pendant quatre mois, on la fait disparaître un instant sous l'influence de la chloroformisation.

Le tremblement est continu même pendant le sommeil, pour l'arrêter on est obligé de fixer le membre. En outre, on constate l'anesthésie de tout le côté droit plus marquée au membre inférieur, l'insensibilité de la face et de la cornée du même côté. Enfin, pour arrêter le tremblement, on se décide à faire l'élongation du nerf sciatique. On n'obtient aucun résultat. Et quatre mois et demi après cette opération la guérison a lieu spontanément.

Un autre fait communiqué par M. Ch. Féré (1) à la Société de biologie est un exemple intéressant de l'influence particulière d'une simple excitation périphérique sur un névropathe.

Voici comment il est rapporté :

Ops. LXXIX. — J'ai, en ce moment, l'occasion d'observer un autre cas d'émotivité de ce genre qui m'a paru digne d'être signalé. Il s'agit d'une femme de 40 ans qui appartient à une famille d'hématophobes, et qui est hématophobe elle-même depuis sa plus tendre enfance ; elle souffre, en outre, de manifestations hystériques. Cette femme a habité longtemps une ville de province où elle a été atteinte de plusieurs affections pulmonaires graves pour lesquelles on a jugé à propos de pratiquer des saignées ; elle en a eu une à chaque pli du coude. Prévenu de son émotivité spéciale, le médecin a, à chaque opération, pris soin d'éviter à la malade la vue des instru-

(1) Ch. Féré. Note sur un cas d'hématophobie. Soc. de Biolologie, séance du 18 juin 1887.

ments et du sang. Cependant, à chaque fois, la malade eut une syncope comme elle en avait eu dans toutes les circonstances où elle avait vu du sang couler, en si petite quantité que ce soit.

J'ignorais tout ce qui précède lorsque j'eus à examiner cette femme qui était atteinte d'une névralgie intercostale. Pendant que je l'explorais, la malade tomba tout à coup en syncope. Après quelques flagellations elle revint à elle. C'est alors que la malade me renseigna sur son émotivité congénitale, et qu'elle m'apprit que, depuis qu'elle avait subi la saignée, il lui avait été impossible de supporter une friction si légère qu'elle soit sur les cicatrices sans tomber immédiatement en syncope tout comme si elle voyait couler du sang. Lorsqu'elle fait sa toilette, elle évite avec soin ces deux points ; lorsqu'elle porte des manches trop étroites et que les plis du coude viennent à être comprimés, elle tombe en syncope. En général, sitôt qu'elle sent le contact, l'idée de sang qui coule, se présente, et elle perd immédiatement connaissance. Pendant mon exploration, j'avais saisi le bras précisément au niveau du pli du coude ; mais, pour cette fois, elle affirme qu'elle n'a rien senti. La syncope n'est ordinairement précédée par aucune sensation quand elle ne s'attend pas à une irritation quelconque ; alors la chute est subite, comme dans la circonstance dont j'ai été témoin.

Je ne suis pas en mesure de donner une explication physiologique de ces faits.

A côté de ces faits où l'on voit le traumatisme accidentel ou opératoire provoquer différents accès nerveux, il est juste de rappeler que certaines impressions mécaniques ont paru avoir une influence vraiment heureuse.

Obs. LXXX. — Un jeune Américain (1) atteint de paraplégie motrice et sensitive était sujet à des accès d'épilepsie spinale.

(1) Brown-Séquard. In Arch. de physiologie, t. II.

Il suffisait de toucher un point des membres inférieurs pour produire une attaque subite d'extension tétanique et de convulsions de ces membres. Il était alors impossible de fléchir le pied sur la jambe, celle-ci sur la cuisse ou cette dernière sur le tronc.

Mais son domestique avait trouvé qu'en prenant à pleine main l'un des gros orteils du malade pour le fléchir avec force, immédiatement la rigidité tétanique et les convulsions locales cessaient dans les deux membres qui devenaient parfaitement souples et pliables.

M. Brown-Séquard ajoute qu'il a observé encore six malades chez lesquels le même arrêt des mouvements convulsifs se produisait en fléchissant fortement le gros orteil. Il compare cet arrêt des convulsions cloniques avec spasme produit sous l'influence de l'irritation des nerfs du gros orteil à l'arrêt des mouvements respiratoires provoqués par l'irritation du bout central des nerfs vagues coupés et à l'arrêt du cœur par irritation du nerf vague ou des ganglions semilunaires. « Il y a dans ces faits, dit-il, trois termes analogues : 1° état d'activité de certains centres nerveux ; 2° irritation des nerfs centripètes ; 3° influence de cette irritation sur les centres nerveux produisant la cessation de leur activité ».

Une autre fois c'est une coxalgie hystérique qui est guérie par un traumatisme.

Obs. LXXXI. — Brodie rapporte qu'une jeune fille atteinte de cette affection, et qu'il était parvenu à faire sortir, monte un jour à âne. Elle tombe sur la jambe malade, aussitôt elle éprouve une sensation de déchirement au niveau de la hanche, accompagnée d'une douleur très aiguë qui dure quelques minutes. On la remit à âne et elle pût encore faire une course d'environ une heure. A sa grande surprise, la douleur avait entièrement disparu, et elle n'est jamais revenue depuis. La jambe recouvra ses mouvements normaux. Trois mois plus tard, cette malade fut reprise d'attaques d'hystérie.

Mais de toutes les manifestations locales de l'hystérie qui ont cédé à une influence mécanique quelconque ce sont les contractures de l'orbiculaire des paupières et des muscles moteurs de l'œil qui offrent le plus grand nombre de guérison grâce à des interventions opératoires diverses.

Le blépharospasme (1) a cédé à l'élongation du nerf sus-orbitaire une fois entre les mains de M. Panas, deux fois entre celles de M. Pflüger. Ce dernier a obtenu trois autres guérisons après avoir excisé une cicatrice de la région. M. Agræfe vit disparaître un blépharospasme unilatéral à la suite de la section des nerfs sus et sous orbitaires.

Comme exemples de guérison de strabisme nous trouvons le fait de M. Terrier (2) consécutif à une extirpation dentaire, celui de M. Eggleston (3) consécutif à l'opération d'un phimosis.

Le nombre de ces curieuses guérisons est trop peu considérable pour qu'on en tire une indication opératoire et encore ces faits se sont-ils présentés après les opérations les plus disparates ; élongation des nerfs

(1) G. Borel. Arch. d'opthal., t. 6, n° 6, 1886.
(2) Terrier. In. Recueil d'ophtal , 1876, p. 88-89.
(3) Eggleston. Journal of the American medic. assoc., 8 mai 1886.

sus et sous-orbitaires, extirpation de dent, opération du phimosis.

Comme le conseille M. Charcot (1), comme le conseillait Brodie, il vaut mieux en présence de névralgies de paralysies, de contractures hystériques s'abstenir de toute intervention chirurgicale. L'observation démontre que les applications de vésicatoires ou de cautères, l'immobilisation prolongée, les sections de nerfs et de tendons exaspèrent presque toujours le mal et sont quelquefois suivis des plus fâcheux effets.

Mais à l'étranger les crises convulsives, les névralgies sont considérées chez les hystériques comme étant des troubles réflexes d'origine utéro-ovarienne. Aussi les chirurgiens allemands et américains ont cherché par des opérations variées : clitoridectomie, nymphotomie, dilatation du col utérin, castration ou oophorectomie, la guérison de cette névrose.

Primitivement en Allemagne (2) on a pratiqué la clitoridectomie ou la nimphotomie, quand il s'agissait de femmes dont les symptômes hystériques paraissaient surtout tenir à la nymphomanie ; mais ces opérations ne donnant pas de bons résultats ont été bientôt abandonnées.

Mais depuis ces dernières années où grâce au pansement antiseptique les opérations sont loin d'offrir les mêmes dangers qu'auparavant, les opérations sur

(1) Charcot. t. 1. p. 153.
(2) Decorse. Loc. cit., p. 117.

les organes pelviens de la femme sont devenues fréquentes.

Le traitement chirurgical a donc été repris, c'est à l'ovaire que les chirurgiens se sont attaqués.

La castration appelée encore opération de Hegar ou de Battey (1872) est devenue le traitement couramment employé, surtout à l'étranger, contre les différentes formes de l'hystérie et particulièrement contre la forme névralgique ovarienne ou abdominale. Quant à la dilatation ou au débridement du col utérin c'est un moyen qui a été exceptionnellement employé par Péan, Flechsig, etc., mais qui ne semble pas avoir été suffisant.

La castration donne-t-elle de meilleurs résultats?

Disons tout de suite que les chirurgiens qui ont pratiqué la castration pour des ovaralgies avec attaques hystériformes ou hystéro-épileptiques ne sont pas tous satisfaits des conséquences de leurs opérations. (Putnam, Jacobi, Wendt, Spencer Wells, Kaberlé, Olshaussen, Gusserow, Kugelman, Priestley (1).)

Mais en présence du grand nombre de chirurgiens (Flechsig, Jentzer, Kleinwachter, Spediacci, Simpson, Carstens, Haw Thomas, Hoffmann, Jesset, Cuschier, Dixon-Jones, Dawson, Braitwait, Goodell, Mac-Donald, Pryou, Greig-Smith, G. Thomas, Armstrong, Lusk, Cristoforis, Peruzzi, Fargas, Fehling, Geyl, Heilbrun, Kolacrek, Leopold, Tilmmans, Zweifel, Peau, Walton,

(1) Congrès de Copenhague, 1884. Thèse de Tissier, 1884. De la castration chez la femme.

Brooks, Baker) qui défendent la castration, on serait tenté d'en admettre l'efficacité.

Recourt-on aux observations ? on ne peut en tirer aucune conclusion favorable à l'opération puisqu'on n'indique pas quel a été le résultat définitif. Les auteurs se contentent de dire que les accidents hystériques ont disparu ; mais l'observation s'arrête quelques jours ou quelques semaines après l'opération.

On mentionne bien que les accidents hystériques n'ont pas reparu les premières semaines qui ont suivi l'opération ; mais on est en droit de se demander quel a été le résultat définitif. Si, en effet, et certaines observations autorisent cette supposition, les accidents hystériques sont revenus quelques mois plus tard, inutile de faire subir à une hystérique une opération qui n'est pas sans mettre sa vie en danger. Si l'on s'en rapporte aux observations où le résultat éloigné n'est pas mentionné, on peut tout au plus en conclure que le résultat a été heureux pour quelques semaines. Or, pour un résultat aussi mince, un chirurgien peut-il se croire autorisé à une opération aussi sérieuse ?

Il est même quelques observations qui démontrent que loin d'avoir amendé les phénomènes hystériques l'opération semble en avoir augmenté l'intensité ; telles sont les observations de Bumtzel (de Breslau), de Mundé dont l'opérée fut reprise de ses accidents trois mois après et se suicida.

Dans le fait de M. Terrier, l'opération qui avait été nécessitée par un kyste de l'ovaire semble avoir fait naître les crises hystériques.

Il ne serait pourtant pas juste de condamner sans réserve le traitement des ovaralgies avec ou sans crises hystériques par la castration.

Quelques faits ont été suivis, au moins pendant un temps assez long, d'une véritable guérison. Par conséquent, ces faits, si peu nombreux qu'ils soient, doivent être mis à l'actif de la méthode.

Ainsi, en janvier 1882, M. Jentzer, de Genève, opère une femme hystérique atteinte de dysménorrhée très douloureuse. Il la revoit quatorze mois plus tard, depuis l'opération cette femme n'avait eu ni ses règles ni aucune douleur.

Carstens opère une hystéro-épileptique; plus d'un an après, la guérison se continuait.

A Braun-Fernwald, on doit un cas analogue. La guérison ne s'est pas encore démentie le cinquième mois.

Le 5 mars 1884, M. Pozzi communiquait à la Société de chirurgie, un cas de guérison d'accidents hystériques chez une femme qu'il avait opérée pour un kyste de l'ovaire.

La santé de cette femme, âgée de 45 ans, était compromise non seulement par son kyste, mais par certains phénomènes nerveux accompagnés de métrorrhagies. Elle avait une hémiparésie gauche motrice et sensitive, avec cécité du même côté et rétention d'urine. Parfois la malade éprouvait de violentes douleurs dans tout le côté atteint d'hémiparésie.

L'ovariotomie est pratiquée; l'ovaire gauche paraissant sain est laissé en place.

Deux jours après, l'hémiparésie et la cécité disparaissent. Neuf mois plus tard, les autres phénomènes douleurs, métrorrhagies n'avaient pas reparu.

M. Reclus a eu également l'occasion d'observer la cessation de crises hystériques extrêmement fortes chez une femme à laquelle il avait enlevé les deux ovaires pour un double kyste. Ce n'est que trois semaines après l'opération que les crises ont cessé.

On le voit par ces deux derniers faits, en France, l'opération de Battey n'a pas été pratiquée dans le but direct de supprimer les crises ou l'ovaralgie hystériques ; mais ils montrent qu'elle eut une très heureuse influence sur ces phénomènes. Cependant, MM. Terrier, Lucas-Championnière, Nicaise, Polaillon, etc..., considèrent l'opération de Battey comme indiquée quand les phénomènes hystériques ont atteint une intensité telle que la vie de la malade est devenue impossible.

Il va sans dire aussi qu'on n'opérera qu'après avoir épuisé la série des médicaments antispasmodisques et calmants, et après avoir essayé l'hydrothérapie. M. Tarnier (1) rapporte, en effet, qu'une jeune femme hystérique et paraplégique, à qui deux chirurgiens, l'un français, l'autre américain, conseillèrent la castration, obtint la guérison la plus parfaite, grâce à l'hydrothérapie employée rigoureusement et méthodiquement.

Lorsqu'un traumatisme accidentel ou opératoire

---

(1) Tarnier. Préface de la traduction d'Hegar et Kaltenbach.

intervient dans le cours de l'ataxie locomotrice, il arrive souvent que les symptômes névropathiques deviennent plus intenses.

Voici certaines observations qui montrent de quelle manière cette aggravation s'est manifestée :

M. L.-H. Petit (1) signale dans son mémoire le retour des douleurs fulgurantes chez un tabétique qui venait de se fracturer le péroné.

Un cas analogue est consigné dans le traité de Topinard, page 93.

D'autres faits rapportés par Mauquié (2), Leyden, Lockhart-Clarke (3), Delamare (4) offrent des exemples de la recrudescence des douleurs à la suite d'une uréthrotomie interne, d'une contusion du genou, de l'ablation d'hémorrhoïdes, de l'opération d'une tumeur lacrymale.

Chez un autre tabétique (5) c'est l'extirpation d'un testicule syphilitique qui provoque à la fois le retour des accès de douleurs térébrantes et des accidents syphilitiques. Il résulte de ces opérations que le tabes est une contre-indication opératoire ; remarquons cependant que l'aggravation des douleurs dans les cas auxquels nous faisons allusion n'a eu qu'une durée

(1) Petit. Loc. cit. p. 229.

(2) Mauquié. Coup d'œil sur l'ataxie locom. Th. de Paris 1868, p. 35.

(3) Lockhart-Clarke. S. Thomas's hospital reports, 1866 p. 88.

(4) Delamare. Th. 1866, p. 85. Des troubles gastriques dans l'at. loc.

(5) Blum. Des athropathies d'origine nerveuse. Th. agrégation en chirurgie, Paris, 1875.

de quelques jours. Par conséquent, le traumatisme n'a pas eu une influence redoutable.

Les lésions traumatiques se rencontrent fréquemment chez les épileptiques. Le plus souvent, elles se produisent pendant les accès; leur influence sur le cours de la maladie paraît nulle, de même que celle de l'épilepsie sur leur pronostic qui, ordinairement, n'offre aucune gravité.

Quant aux quelques cas de guérison qui ont été observés à la suite d'un traumatisme, ils ne sont rien que probants, puisqu'il n'est pas indiqué dans l'observation combien de temps le sujet a été suivi dans sa prétendue guérison.

Rappelons cependant que la guérison de l'épilepsie a été signalée par Cazenave (1), Tissot (2), Delasiauve (3), Sieger (4), qui en rapportent chacun un seul cas. Ces rémissions se sont rencontrées deux fois après une amputation de la cuisse nécessitée par la gangrène, deux autres fois après une brûlure.

(1) Cazenave. Etude clinique sur certaines formes de maladies mentales.
(2) Tissot. Traité de l'épilepsie, p. 95.
(3) Delasiauve. Loc cit., p. 430.
(4) Sieger. Miscellanea medico-physica academiæ naturæ curiosorum, 1670, p. 477.

CHAPITRE XVIII

Charcot, Weir Mitchell, E. Guret ont montré la prédisposition particulière des ataxiques aux arthropathies, et aux fractures.

Ces arthropathies, par l'usure des cartilages, facilitent la production des luxations sous l'influence du plus léger traumatisme. Cette prédisposition aux luxations et aux fractures est la conséquence des troubles trophiques qui se développent parallèlement aux autres symptômes de l'ataxie. Il se produit comme dans la paralysie générale une altération du tissu osseux dont la fragilité est le caractère le plus intéressant.

MM. Charcot [1] et Féré ont encore signalée un variété d'arthropathie qui siège au pied. Il s'agit d'une altération complexe, capable d'envahir tout le squelette du pied, et dans laquelle les os et les articulations subissent des lésions analogues à celles des os longs et des grandes articulations dans les cas de fractures spontanées ou d'arthropathies. Cette affection se traduit par une déformation qui consiste en une saillie angulaire, prédominant le plus souvent sur le

[1] Arch. de neurologie, 1883.

bord interne et quelquefois sur la face dorsale du pied. Elle se développe spontanément, sans douleur, en même temps que les autres symptômes ataxiques, quelquefois après un traumatisme, comme M. Féré(1) en cite un exemple chez un homme qui était tombé d'un premier étage sur les talons.

On pourrait croire que cette altération osseuse qui prédispose les ataxiques aux fractures empêche ou retarde leur consolidation. C'est du reste ce qui arrive dans la paralysie générale. L'expérience démontre le contraire ; chez les tabétiques, les fractures se consolident aussi rapidement que chez les gens bien portants (2).

On comprend que les traumatismes se rencontrent fréquemment chez les aliénés, particulièrement chez ceux qui offrent des phénomènes d'excitation. Cette fréquence tient aux rixes auxquelles ils se livrent, aux chutes, à la nécessité de leur mettre la camisole. Aussi, les aliénés sont-ils souvent atteints de plaies contuses, de phlegmons du coude en particulier, de phlébites.

L'anesthésie (3) les expose également aux brûlures, ainsi sans aucune intention de se mutiler, ils peuvent se brûler, parce qu'ils sont trompés par leur sensibilité. D'autres, grâce à leur insensibilité, peuvent rechercher les mutilations.

En revanche, l'expérience a montré que chez eux

(1) Feré. Revue de médecine, 1881.
(2) Thèses de Forestier, Feuvrier.
(3) Thore. 1839, Arch. medico-psychologiques.

l'évolution des affections chirurgicales suivait une
marche heureuse. Les plaies, surtout celles de la
tête et les contusions, guérissent rapidement chez les
maniaques (Decorse) (1), les fractures se consolident
comme chez les sujets sains. Larrey (2), puis Decorse,
ont même remarqué que les lésions que se produisent les aliénés pour se suicider, les tuent moins vite
que les mêmes lésions chez des sujets sains.

Comme les vésaniques, les paralytiques généraux
se trouvent dans des conditions qui les exposent aux
traumatismes. Mais encore, lorsqu'ils se trouvent à
la période de dépression, le plus léger traumatisme,
la pression, le gatisme, provoquent chez eux des eschares étendues, aux jambes des ulcères qui deviennent l'origine de phlébites, de lymphangites et souvent aussi de suppurations diffuses (Baillarger, Deguise). « L'aptitude des paralytiques, dit Decorse, à
faire du pus est si grande, que l'opération la plus
bénigne peut déterminer chez eux l'infection purulente ». Aussi, ces auteurs concluent-ils qu'il ne faut
entreprendre chez ces malades aucune opération chirurgicale, à moins de nécessité absolue, et M. Billod (3)
propose de considérer la paralysie générale comme
une contre-indication aux opérations chirurgicales.
Cependant, cette conclusion n'est pas admise sans
réserve, car M. Baillarger rappelle deux observations
dans lesquelles les malades ont subi l'un l'amputation

(1) Decorse. Loc. cit. p. 111.
(2) Larrey. T. IV. clinique chirurgicale.
(3) Billod. Soc. médico-psychologique, 1870.

de la cuisse, et l'autre l'amputation de la jambe et qui ont parfaitement guéri de cette opération.

Le système osseux des paralytiques offre aussi une modification particulière, il est plus fragile, c'est ce qui résulte des observations de Biaute, Verneuil, Vallon, qui ont noté la fréquence des fractures chez ces malades. Entres autres citons : 1° le fait de Biaute (1) relatif à une fracture complexe de l'humérus survenue chez un paralytique qui était seulement tombé de sa hauteur, et qui mourut cinq jours après ; 2° ce paralytique observé par M. Verneuil (2) et chez lequel l'affaissement des corps vertébraux avait déterminé en l'espace de quinze jours une gibosité répondant à la huitième vertèbre dorsale environ.

Cette altération du tissu osseux qui prédispose les paralytiques aux fractures est encore un obstacle à la consolidation des fragments.

Celle-ci se fait lentement et quelquefois elle n'a pas lieu. Dans le premier cas, elle produit souvent un cal irrégulier et difforme. Souvent encore, le foyer de la fracture devient l'origine d'une suppuration qui peut entraîner la mort (Deguise, Decorse, Biaute). Heureusement, le pronostic des fractures chez les paralytiques généraux n'est pas toujours

(1) Biaute. De la paralysie générale comme cause prédisposante des fractures. In Annales médico-psych. 1870, 5ᵉ série, t. XVI, p. 350.

(2) Verneuil. Soc. de chirurgie, 1870.

V. aussi Arnozan. Des lésions trophiques consécutives aux maladies du système nerveux. Th. agrégation, 1880.

aussi sombre. La thèse de Vallon contient deux observations qui montrent que la consolidation peut
s'obtenir aussi bien et aussi vite que chez les gens
bien portants (obs. XXII et XXIII).

Rappelons enfin l'hématome du pavillon de l'o-
reille qu'on rencontre fréquemment chez les paralytiques et que certains auteurs attribuent à des contusions.

Parmi les complications qui viennent entraver la
marche des lésions traumatiques chez les paralytiques généraux, les auteurs n'ont point établi une
distinction qui, suivant nous, peut-être faite maintenant que l'on connaît mieux les fonctions trophiques du système nerveux. Nul doute, en effet, que
les eschares, les altérations du tissu nerveux qui pré-
disposent aux fractures et en troublent la consolidation, ne soient la conséquence directe de la paralysie
générale. Mais pour ce qui est de la fréquence des
suppurations, de l'infection purulente, de l'érysipèle
(Calmeil), nous ne pouvons voir dans la production
de ces complications l'influence de la maladie nerveuse. Remarquons, en effet, que les mémoires qui
insistent sur la fréquence de ces complications, qu'aujourd'hui nous appellerons microbiennes, sont basés
sur des faits observés à une époque où la genèse des
accidents septiques et le traitement qu'on leur oppose
actuellement étaient peu connus. Ces séries d'infec-
tions purulentes, signalées par Decorse, ces épidé-
mies d'érysipèles, signalées par Calmeil, étaient alors

aussi bien le partage des asiles d'aliénés que des hôpitaux.

Maintenant que les asiles sont devenus plus hygiéniques, en même temps que les pansements ont été de plus en plus rapprochés des conditions du pansement antiseptique, de l'avis des médecins des asiles, les accidents septiques des plaies sont devenus rares.

Un exemple nous est fourni par le fait suivant rapporté par M. Pozzi (1).

Obs. LXXXII. — B.., 45 ans, entre à Sainte-Anne le 18 septembre 1880. Il est atteint de paralysie générale et se trouve dans un état cachectique, avec œdème des extrémités inférieures, sans albuminurie.

L'état général est encore aggravé par un traumatisme violent à la suite duquel des escharres se sont produites au pied et dans la partie inférieure de la jambe, les os sont dénudés.

Néanmoins, M. Pozzi pratique l'amputation sus-malléolaire. Les lèvres de la plaie sont affrontées avec des bandelettes de diachylon puis recouvertes d'une première couche d'ouate simple, et d'autres couches d'ouate perméable et phéniquée.

Ce pansement fut levé le douzième jour. On trouva que la cicatrisation profonde était complète. Trois semaines après l'opération les téguments étaient réunis en totalité. En même temps l'état général s'était considérablement amélioré, il en était de même de l'état mental.

(1) Pozzi. Soc. de chirurgie, 28 janvier, 1880. Gaz. med. de Paris, 20 mars, 1880.

Christian (1) signale aussi une observation de plaie de tête chez un paralytique général. La réunion se fit par première intention. Mais ce fait est moins probant, attendu que les auteurs ont toujours noté la rapide guérison des plaies de tête chez les aliénés et chez les paralytiques.

Après avoir démontré, croyons-nous, que les accidents septiques sont devenus très rares chez les paralytiques généraux, grâce aux nouvelles conditions hygiéniques et thérapeutiques, conclurons-nous qu'elle n'est point fondée la règle posée par Deguise, Decorse etc..., à savoir que l'on doit s'abstenir de toute intervention chirurgicale chez les aliénés déprimés et les paralytiques généraux, quand cette intervention n'est pas véritablement urgente.

En réalité, cette règle ne peut être contestée, même maintenant que l'on peut mettre les paralytiques généraux opérés à l'abri des accidents septiques (suppurations, infection purulente etc.). En effet s'ils disaient que l'on ne doit pas opérer de tels sujets, ce n'est pas seulement parce qu'ils redoutaient la suppuration et ses conséquences, mais aussi parce que dans la majorité des cas le traumatisme a une influence funeste sur la marche de la paralysie générale.

Or, c'est l'avenir du paralytique qui est menacé après une opération, la règle de la non-intervention telle qu'elle est formulée précédemment subsiste donc entière.

(1) Christian. Ann. médico-psychologiques, 1873, 5ᵉ série, t. X, p. 23.

CONCLUSIONS

1° Le traumatisme peut provoquer le développement de certaines affections nerveuses à lésions
constantes comme la paralysie générale, l'ataxie
locomotrice.

2° On peut le trouver aussi à l'origine de l'aliénation mentale, de l'épilepsie, l'éclampsie, la chorée,
l'hystérie, la paralysie agitante.

3° Il est rationnel de penser qu'il n'agit le plus
souvent que comme cause occasionnelle chez un individu dont la prédisposition peut être démontrée par
l'étude de ses antécédents.

4° Certains phénomènes, névralgies, paralysies,
contractures, délire, et autres troubles psychiques,
paraissant directement provoqués par le traumatisme,
sont quelquefois des manifestations d'un état névropathique, le plus souvent de l'hystérie.

5° Le tétanos traumatique peut au moins dans
certains cas être considéré comme une manifestation
d'ordre névropathique.

6° Il n'y a que les maladies nerveuses capables de
provoquer des troubles trophiques, telles que l'ataxie

Bataille.   11

locomotrice, la paralysie générale qui peuvent avoir une influence fâcheuse sur l'évolution des lésions traumatiques ou bien prédisposer aux affections chirurgicales.

7° Le traumatisme accidentel ou opératoire peut avoir une action funeste sur la marche de la névropathie.

8° La névropathie ne peut pas être considérée d'une façon absolue, comme une contre-indication opératoire.

9° Il résulte des faits que nous avons examinés, que la plupart des auteurs n'ont pas dirigé au moins d'une façon suffisante leur attention sur les antécédents des individus dont ils attribuent la maladie au traumatisme.

Pour quelques-uns même, il est permis de penser que le traumatisme est intervenu au début de l'affection déjà en cours d'évolution et qu'il n'a fait qu'en précipiter la marche, en accentuer les symptômes.

Par conséquent ces faits ne sauraient être considérés comme des exemples d'affections nerveuses uniquement provoquées par le traumatisme.

10° Quant la névropathie apparaît chez un individu qui a des antécédents, le rôle du traumatisme semble être celui d'un excitant qui met en action un état diathésique.

Il peut être comparé au rôle de la fièvre, de l'émotion, de la lésion viscérale que l'on constate quelquefois à l'origine de la névropathie.

11° La doctrine suivant laquelle l'étiologie des affections nerveuses est dominée par les lois de l'hérédité ou plus généralement par les lois de la dégénérescence reste donc entière.

TABLE DES MATIÈRES

Paris. — Typ. A. PARENT, A. DAVY, succ., imp. de la Faculté de médecine,
52, rue Madame et rue Corneille, 3

www.ingramcontent.com/pod-product-compliance
Lightning Source LLC
LaVergne TN
LVHW020127060726
842526LV00004B/1305